全国高职高专医药院校护理类专业"十三五"规划教材

数字案例版

▶ 供护理、助产等专业使用

# 护理人际沟通

## （数字案例版）

主　编　解　红　吴长勤　杨运霞

副主编　徐　玲　易冬娟

编　者　（以姓氏笔画为序）

杨运霞　安康职业技术学院

吴长勤　镇江高等专科学校

范　怡　上海交通大学医学院附属仁济医院

易冬娟　泉州医学高等专科学校

岳　静　聊城职业技术学院

徐　玲　四川卫生康复职业学院

解　红　聊城职业技术学院

华中科技大学出版社

http://www.hustp.com

中国·武汉

# 内 容 简 介

本教材是全国高职高专医药院校护理类专业"十三五"规划教材(数字案例版)。

本教材共七章,内容包括人际沟通与人际关系、护理工作中的语言沟通、护理工作中的非语言沟通、护理工作中的关系沟通、护理工作中的治疗性沟通、人际冲突和护患冲突、护生临床实习中的人际沟通。

本教材可供护理、助产等专业使用。

**图书在版编目(CIP)数据**

护理人际沟通:数字案例版/解红,吴长勤,杨运霞主编. —武汉:华中科技大学出版社,2020.1(2024.2重印)
全国高职高专医药院校护理类专业"十三五"规划教材 :数字案例版
ISBN 978-7-5680-5884-1

Ⅰ.①护…  Ⅱ.①解…  ②吴…  ③杨…  Ⅲ.①护理学-人际关系学-高等职业教育-教材
Ⅳ.①R471-05

中国版本图书馆 CIP 数据核字(2019)第 296787 号

**护理人际沟通(数字案例版)**　　　　　　　　　　　解　红　吴长勤　杨运霞　主编
Huli Renji Goutong(Shuzi Anliban)

策划编辑：史燕丽
责任编辑：郭逸贤
封面设计：原色设计
责任校对：李　琴
责任监印：周治超
出版发行：华中科技大学出版社(中国·武汉)　　　电话：(027)81321913
　　　　　武汉市东湖新技术开发区华工科技园　　　邮编：430223
录　　排：华中科技大学惠友文印中心
印　　刷：武汉市籍缘印刷厂
开　　本：880mm×1230mm　1/16
印　　张：8.5　插页:1
字　　数：190 千字
版　　次：2024 年 2 月第 1 版第 3 次印刷
定　　价：39.80 元

# 全国高职高专医药院校护理类专业"十三五"规划教材(数字案例版)教材编委会

## 编委会

# 网络增值服务使用说明

欢迎使用华中科技大学出版社医学资源网yixue.hustp.com

## 1.教师使用流程

（1）登录网址：http://yixue.hustp.com （注册时请选择教师用户）

（2）审核通过后，您可以在网站使用以下功能：

管理学生

建立课程          布置作业

下载教学          教师          查询学生学习
资源                            记录等

## 2.学员使用流程

建议学员在PC端完成注册、登录、完善个人信息的操作。

（1）PC端学员操作步骤

①登录网址：http://yixue.hustp.com （注册时请选择普通用户）

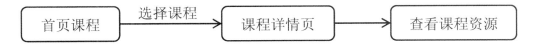

②查看课程资源

如有学习码，请在个人中心-学习码验证中先验证，再进行操作。

首页课程 —选择课程→ 课程详情页 —→ 查看课程资源

（2）手机端扫码操作步骤

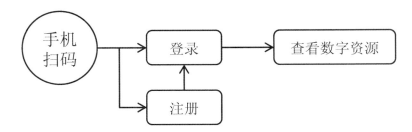

# 总 序

2019年国务院正式印发《国家职业教育改革实施方案》(下文简称《方案》),对职业教育改革提出了全方位设想。《方案》明确指出,职业教育与普通教育是两种不同教育类型,具有同等重要地位,要将职业教育摆在教育改革创新和经济社会发展中更加突出的位置。职业教育的重要性被提高到了"没有职业教育现代化就没有教育现代化"的地位,作为高等职业教育重要组成部分的高等卫生职业教育,同样受到关注。

高等卫生职业教育既具有职业教育的普遍特性,又具有医学教育的特殊性。其中,护理专业的专科人才培养要求以职业技能的培养为根本,以促进就业和适应产业发展需求为导向,与护士执业资格考试紧密结合,突出职业教育的特色,着力培养高素质复合型技术技能人才,力求满足学科、教学和社会三方面的需求。

为了进一步贯彻落实文件精神,适应护理专业高职教育改革发展的需要,满足"健康中国"对高素质复合型技术技能人才培养的需求,充分发挥教材建设在提高人才培养质量中的基础性作用。经调研后,在全国卫生职业教育教学指导委员会专家和部分高职高专示范院校领导的指导下,华中科技大学出版社组织了全国近50所高职高专医药院校的200多位老师编写了这套全国高职高专医药院校护理类专业"十三五"规划教材(数字案例版)。

本套教材强调以就业为导向、以能力为本位、以岗位需求为标准的原则。按照人才培养目标,遵循"三基"(基本理论、基本知识、基本技能)、"五性"(思想性、科学性、先进性、启发性、适应性)、"三特定"(特定目标、特定对象、特定限制)的编写原则,充分反映各院校的教学改革成果和研究成果,教材编写体系和内容均有所创新,在编写过程中重点突出以下特点。

(1)紧跟教改,接轨"1+X"制度。紧跟高等卫生职业教育的改革步伐,引领职业教育教材发展趋势,注重体现"学历证书+若干职业技能等级证书"制度(即"1+X证书"制度),提升学生的就业竞争力。

（2）坚持知行合一、工学结合。教材融传授知识、培养能力、提高技能、提高素质为一体，注重职业教育人才德能并重、知行合一和崇高职业精神的培养。

（3）创新模式，提高效用。教材大量应用问题导入、案例教学、探究教学等编写理念，将"案例"作为基础与临床课程改革的逻辑起点，引导课程内容的优化与传授，适应当下短学制医学生的学习特点，提高教材的趣味性、可读性、简约性。

（4）纸质数字，融合发展。教材对接科技发展趋势和市场需求，将新的教学技术融入教材建设中，开发多媒体教材、数字教材等新媒体教材形式，推进教材的数字化建设。

（5）紧扣大纲，直通护考。紧扣教育部制定的高等卫生职业教育教学大纲和最新护士执业资格考试要求，随章节配套习题，全面覆盖知识点和考点，有效提高护士执业资格考试通过率。

本套教材得到了专家和领导的大力支持与高度关注，我们衷心希望这套教材能在相关课程的教学中发挥积极作用，并得到读者的青睐。我们也相信这套教材在使用过程中，通过教学实践的检验和实际问题的解决，能不断得到改进、完善和提高。

**全国高职高专医药院校护理类专业"十三五"规划教材**
**（数字案例版）编写委员会**

人际沟通是一门艺术,是一种情感的交流,更是一种有效的治疗工具,它能影响人的生活品质,强化个人的凝聚力,提升其工作效率。人际沟通课程是护理专业教育的核心课程,也是护士从事临床工作的基础。本教材以丰富专业修养、提升人文素质、培养护士职业核心能力为前提,进而实现德育为先、能力为重、全面发展、系统培养的要求。

护理从本质上就是尊重人的生命、尊重人的尊严和尊重人的权利。护理职业服务于人的特点决定了高素质护理人员应掌握与不同文化、心理、职业、需求的服务对象进行有效的交流沟通的方法和技巧。为了提高护理人员的人际沟通能力,培养良好的沟通态度,密切护理人员与其他医务人员的关系,促进医护协作,我们组织编写了本教材。

本教材以培养护理人员人际沟通能力为宗旨,结合护理教学和临床护理工作实际,阐述护理人际沟通的基本理论和协调处理护理人际关系的技巧,本教材主要特点如下。

**1. 重视实践,强化技能** 本教材强调内容的真实性、情境性,缩小理论知识与现实问题之间的差距,强调知识迁移能力的培养,加强社会实际和学生生活经验与护理专业的联系,尽可能地让学生主动参与学习,重视学生在实践活动中发现问题、提出问题、分析问题和解决问题能力的培养。

**2. 体例丰富,增强互动** 设定"情境导入""知识链接""综合检测"等体例,以大量现实案例增强学生学习兴趣,在学生轻松学习的同时,为培养学生自主探究式学习和教师教学改革提供途径。

**3. 深入浅出,通俗易懂** 编写过程中,力求做到行文流畅、简洁明了、易读易记,并对不易掌握的知识点进行举例说明,以便学生能够轻松快速地理解并掌握。

我们衷心希望本教材能在相关课程的教学中发挥积极的作

用,能够通过教学实践的检验得到不断改进和完善。敬请各教学单位、教学人员及广大学生多提宝贵意见,以便再版时予以修正,提升教材质量。

由于编者的能力和水平有限,教材中难免有疏漏之处,恳请广大读者给予批评指正。

*编者*

# 目  录

MULU

# 第一章　人际沟通与人际关系

本章PPT

## 能力目标

1. 掌握人际关系基本理论、发展阶段、人际交往的原则；了解沟通的含义及基本要素，人际沟通的过程、基本类型、基本特征、影响因素、原则、障碍及有效沟通策略。

2. 能正确运用人际沟通与人际关系的理论与原则，在与人交往中达到有效沟通。

3. 具有日常沟通的基本能力，获得交往活动的成功。

## 第一节　人际沟通

### 情境导入

护士小王上班前和丈夫吵了一架，到医院时还怒气未消。一位肝病患者病情好转正待出院，家属自作主张买了许多保肝药来，患者认为自己的病已经好了，便来问护士小王需不需要吃这些保肝药。小王说："你吃不吃关我什么事？"患者说："你说话怎么这么难听啊。"小王也气呼呼地说："什么话好听？唱歌好听？要不要我唱歌给你听啊？"患者当时气得脸色发白，随后到护理部投诉小王。

思考：患者为什么要投诉小王？

人际沟通是人与人之间的信息交流和传递，在人类社会的发展中起着重要作用。良好的人际沟通能力是当今护理工作者必须具备的基本能力。

### 一、沟通的含义及基本要素

#### （一）沟通的含义

沟通是指信息发出者通过一定的信息渠道，将信息传递给信息接收者，并寻求反

*Note*

1

馈以达到相互理解的过程。沟通可使交流双方发生相互影响,并可产生一定的行为结果。

沟通根据参与者的性质可分为三类:一是机器与机器之间的信息交流,如通信工具之间的信息交流,即打电话、发邮件、发传真等;二是人与机器之间的信息交流,如上网浏览、人给机器人发指令等;三是人与人之间的信息交流,如交谈、讨论等。人与人之间的信息交流,包括信息、思想、情感在个人或群体间传递的过程。

(二)沟通的基本要素

沟通的基本要素包括信息环境、信息发出者、信息、信息渠道、信息接收者和信息反馈六个要素。

**1. 信息环境**　信息环境指沟通发生的场所或环境。包括:物理的环境和地点,如教室、宿舍、办公室、病房、手术室等;每个沟通参与者的个人特征,如文化背景、学识水平、工作经历、情绪等;也包括沟通的时间。

**2. 信息发出者**　信息发出者是指发出信息的主体,也称为信息来源,可以是个人、群体、组织、国家。信息发出者将自己的想法通过语言、文字、符号、表情和动作等形式表达出来。

**3. 信息**　信息是指信息发出者希望传达的内容,如观点、意见、思想、情感等。包括语言和非语言的行为所传达的全部内容。

**4. 信息渠道**　信息渠道是指信息由信息发出者传递给信息接收者所通过的载体,是信息传递的手段或工具,也称媒介或传播途径,如视觉、听觉和触觉等系统。例如,非语言信息主要是通过视觉系统传递的,语言信息主要是通过听觉系统传递的,护士为患者测量脉搏是通过触觉系统把关切和安慰的信息传递给患者。同一种信息渠道也可以同时传递多种信息;同一条信息可以通过多种信息渠道传递。

一般来说,在传递信息时信息发出者使用的渠道种类越多,信息接收者越能更好、更快、更准确地理解信息内容。美国护理专家罗查斯 1986 年的研究表明:单纯听过的内容能记住 5%,见到的能记住 30%,讨论过的内容能记住 50%,亲自做过的事情能记住 75%,教别人怎么做的事情能记住 90%。

**5. 信息接收者**　信息接收者是指接收信息的主体,即信息传递的对象。在有些沟通过程中,信息接收者同时也是信息发出者。

**6. 信息反馈**　信息反馈是指信息由信息接收者返回到信息发出者的过程,即信息接收者接收信息后的心理和行为反应。及时地信息反馈在沟通中具有非常重要的作用,是使沟通进行下去的重要条件。在护理工作中,护士要善于倾听和观察患者发出的信息,获取重要资料,及时调整和改善护理方案。

## 二、人际沟通含义及过程

(一)人际沟通的含义

人际沟通属于沟通的一个类别,是指人与人之间的信息交流和传递。在人际沟通的过程中,不仅仅是单纯的信息交流,也包含思想、情感的渗透交流。例如,当你周末突然接到电话问你周六是否有空去旅游？这时你会首先判断这个人是谁，然后做出反应。如果是同学，你会立即打招呼高兴答应下来；如果是朋友，判断是什么朋友，然后会根据情况做出回答；如果是陌生人，你会说打错了并产生警惕。这个过程就有情感成分的参与。

（二）人际沟通的过程

人际沟通的过程是一个复杂的过程，包括信息策划、信息编码、信息传输、信息解码、信息反馈和沟通干扰等环节（图 1-1）。

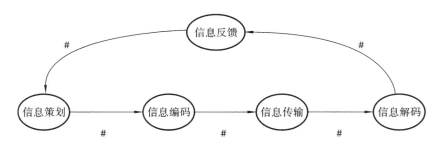

**图 1-1　沟通过程**

注：♯为外界干扰因素。

**1. 信息策划**　信息策划就是大脑对信息进行收集、整理、分析的过程。信息策划过程可反映信息发出者逻辑思维能力的强弱。如有些人在会议发言时语句不连贯，颠三倒四，重复语句多，发言后感到都不知道自己讲了些什么，这是由于逻辑思维能力弱所致。

**2. 信息编码**　信息编码就是将信息以某种方式表达出来，常用的方式有口头语言、书面语言、身体语言（面部表情、声调、手势等）和动作语言等。一般来讲，非语言沟通补充和支持了语言沟通，但有时非语言沟通也可以弱化或抵消语言沟通作用，如沟通的一方有言行不一致的行为时，势必弱化或否定语言沟通效果。

**3. 信息传输**　信息传输是指通过一定的途径将信息从一个人传递到另一个人的过程。传输信息可以为一次交谈、一次讨论、一次查房等，不同的信息要用不同的渠道传输。如评价学生成绩，常用书面形式；若遇房屋着火，书面形式则显然不合适。

**4. 信息解码**　信息解码是指将收到的信息通过信息接收者自己的理解并用自己的思维方式去表达这一信息的过程。只有当信息接收者对信息的理解与信息发出者的信息全文相同或理解相近时，才能实现有效的沟通。不同个人、不同组织的解码方式会产出不同的沟通效果。

**5. 信息反馈**　信息反馈是指信息接收者在获得信息后根据理解、感受和判断，向信息发出者提出自己的看法和建议的过程。信息反馈是沟通的核心。

**6. 沟通干扰**　在沟通的过程中，总会遇到一些干扰因素。这些干扰因素，有些是故意的，有些是非故意的。如沟通者语言表达能力较差、方言过重或者不自觉地频繁出现干扰对方的眼神、姿势等，这些属于非故意干扰；而有些时候，沟通一方为达到某一目的，故意把某些内容说得含糊不清，或用肢体语言分散对方注意力等，这些属于故意干扰。

外界环境的干扰也不可忽视。如沟通现场的噪声、湿度、温度、光线等,对沟通者都会有不同程度的干扰。

### 三、人际沟通的基本类型

人际沟通类型的划分标准很多,根据不同形式可划分为各种类型。这里简要介绍几种常见的类型。

（一）语言沟通与非语言沟通

根据沟通运用的符号系统分为语言沟通和非语言沟通。

**1. 语言沟通**　语言沟通是指以语言文字为媒介的一种准确、有效、广泛的沟通形式。如教师上课、学生之间的交谈、专题演讲等。根据语言的表现形式,又可细分为口头语言沟通和书面语言沟通两种类型。口头语言沟通在护患交往中应用广泛;书面语言沟通在护患之间主要用于健康指导资料等。

**2. 非语言沟通**　非语言沟通是指通过某些非语言媒介,如表情、眼神、姿态、手势、仪表风度、行为举止和类语言等来实现的沟通形式。非语言沟通的目的主要是调节互动,验证语言信息的准确性,表达感情,维持沟通关系。如怒发冲冠、含情脉脉。

有关资料表明,在面对面的交流过程中,那些具有社交意义的信息只有35%来自语言符号,而65%来自非语言符号。

（二）正式沟通与非正式沟通

根据沟通的渠道分为正式沟通和非正式沟通。

**1. 正式沟通**　正式沟通是指通过正式的组织程序,按组织规定的渠道进行的信息交流。如上情下达——班主任传达学校会议精神;下情上达——护士向护士长汇报工作;函件往来——告知对方情况;课堂教学——接收知识与信息等。正式沟通具有沟通渠道比较固定、信息传达准确、受重视程度高的特点,但沟通速度有时显得较慢。

**2. 非正式沟通**　非正式沟通是指正式渠道以外的信息交流。非正式沟通没有明确的规范,不受正式组织约束,不受时间和场合的限制,没有固定的传播媒介。如同学会、老乡会、小团体私下闲谈、发布小道消息等。非正式沟通具有沟通形式灵活、信息传播速度快,但不一定准确等特点。非正式沟通由于不受组织形式的限制,人们的思想、态度、情感和需要易于表达出来,所以更接近本来目的。

（三）单向沟通与双向沟通

根据沟通有无信息反馈分为单向沟通和双向沟通。

**1. 单向沟通**　单向沟通是指一方只发送信息,另一方只接收信息而不向对方反馈信息的沟通过程。如报告会、集会演讲、学术讲座、看电视、浏览网页等。单向沟通具有接受面广、信息传递快、容易造成误解、不易反馈等特点。

**2. 双向沟通**　双向沟通是指沟通双方同时互为信息的发送者和接收者。如交谈、病案讨论、健康指导和辩论会等。双向沟通具有反馈及时、信息准确、增进感情、增强信息接收者的信心的特点。绝大多数的人际沟通为双向沟通。

## 四、人际沟通的基本特征

### (一)积极互动

人际沟通不同于两套设备之间简单的信息传输,沟通的双方都是积极的主体。这就表示参加人际沟通的每个人都希望自己的沟通对象具有积极性,希望沟通过程是一个相互影响、相互作用的积极过程。所以,在沟通过程中,信息发出者应准确判断对方的情况,分析沟通的动机、目的和态度等,以达到预期沟通的效果。

### (二)符号共识

人与人之间的信息交流不同于两套设备之间的信息交流,沟通双方借助符号系统相互影响。作为信息交流的沟通符号,只有在信息发出者和接收者共同掌握统一的编码译码系统的情况下才能实现。在人际沟通中,沟通双方应有统一的或近似的编码及译码规则。这不仅指双方应有相同的词汇和语法体系,而且还要对语义有相同的理解。语义在很大程度上依赖于沟通情境、社会背景、沟通场合以及沟通者的社会、政治、宗教、职业和地位等,即使沟通双方使用熟悉的同种语言来进行沟通,他们之间存在的差异都会对语义的理解产生影响。

### (三)目的明确

在人际沟通中,沟通双方都有各自的动机、目的和立场,都设想和判定自己发出的信息会得到什么样的回答。即人与人的沟通是以改变对方行为为目的,是一个沟通者对另一个沟通者的心理作用过程。

### (四)情境制约

任何人际沟通都是在一定的情境下进行的,因此情境因素始终对人际沟通产生制约作用。这些因素包括沟通的时间、空间,沟通者的情绪、性格、文化程度、宗教信仰等,都可制约和影响沟通的效果。这些相关因素可能有利于人际沟通的进行,也可能对人际沟通产生特殊的沟通障碍。

### (五)不自觉性

人际沟通随时随地都会发生,无论你是否愿意、自觉或不自觉,人际沟通随时随地都会发生,这是不以人的意志为转移的。即使你没有开口说话,他人也能从你的表情、眼神、背影、动作中了解你的一些心理。如一个患者初来门诊就医,尽管还没来得及问诊,但从他痛苦的表情、特殊的手势和动作,就可以大概判断出什么系统出现问题。实际上人与人在感觉可及的范围内可自然发生沟通,这种沟通是任何人都无法阻止的。

### (六)非面对面

面对面是常用的沟通方式,但人们还可以通过非面对面的方式进行沟通,如电话交谈、网上聊天、书信交流等。但这种非面对面的沟通,难以捕捉对方的某些非语言信息,因而得到的信息不够完整和全面。

知识链接

**沟通的功能**

联合国教育、科学及文化组织综合了各国学者的意见,认为沟通的主要功能包括以下几点。

1. 交流信息　收集、储存、处理和传递必要的新闻、数据、图片、事实、意见、评论,以便了解所处的周围环境,并做出明智的反应和决定。

2. 社会整合　提供大众化的知识,使人们在社会中有效地发挥作用,增强社会凝聚力和社会意识,积极参与公共生活。

3. 动力支持　促进社会近期目标和最终目标的实现,激励个人的选择与目标的制订;鼓励开展个人或群体的活动,以期达到共同的目标。

4. 协调关系　提供和交换必要的事实,以达成一致意见或澄清不同观点;促进公众关系和参与本国及国际事务。

5. 教育作用　传授知识,以促进人生各个阶段的智力发展、品格培养、技术与能力获取。

# 第二节　有 效 沟 通

情 境 导 入

一位长得较胖的女顾客在服装店挑了半天衣服,售货员不耐烦地对她说:"大姐,您太胖了,我们这儿没有您可以穿的衣服。"这位顾客正想反驳,售货员又加了一句:"其实老了还是胖一点比较好。"正当这位顾客气得不知如何回答时,老板从后面走出来,这位顾客马上告状道:"我今天是招谁惹谁了,怎么才进店,就被你们店员说我又老又胖。"老板不好意思地赶紧赔不是并说:"我们这位店员是从乡下来的,特别不会说话,但说的都是真话。"这位女顾客更加生气,头一扭气呼呼地走了。

思考:1.此案例沟通过程中存在哪些问题?沟通目的是否达到?

2.如果你是售货员和老板,应该如何与这位顾客进行沟通?

## 一、人际沟通的影响因素

人际沟通是指人与人之间运用语言或非语言等形式进行信息交流的过程。成功的人际沟通使沟通双方可以达成一致目标,促进良好人际关系的发展。特别是青年学生的人际沟通对于增强自信、适应社会及未来的工作都有积极的推进作用。影响人际沟通的因素有两个方面:一是环境因素;二是个人因素。

(一)环境因素

**1. 噪声**　吵闹的环境可影响沟通的有效进行。如电话铃声、门窗开关声、临街道路上的车辆声、邻室的音乐声以及与沟通无关的谈笑声等都能影响沟通的进行。所以护士在与患者进行交流前要尽量排除一些噪声源,安排好交谈环境,避免分散注意力,为护患双方创造一个安静的环境,以达到有效沟通。

**2. 隐秘性**　在护患沟通中,可能会涉及一些患者个人隐私,患者不希望其他无关人员(如同事、朋友等)在场,否则,会影响其表达和配合,干扰沟通。因此,沟通前护士要考虑环境的隐秘性是否良好。条件允许时可选择无人打搅的房间,或请其他人暂时离开,或以屏风遮挡,或注意压低说话声音等,以解除患者顾虑,保证沟通的有效进行。

**3. 距离**　在社会交往中,人们会有意识或无意识地保持一定距离,当个人的空间和领地受到限制和威胁时,人们会产生防御性反应,从而降低沟通的效果。护士在与患者沟通时,应注意保持适当的距离,不要过近也不要过远,既让患者感到亲近,又不对其造成心理压力;若护士与患者间距离过远,患者易产生护士对其漠不关心、公事公办的感觉。

**4. 氛围**　舒适的环境氛围有助于沟通的顺利进行。室内光线过强或暗淡,室温过高或过低等,会使沟通者注意力不集中。目前,在一些综合型医院,病房设计围绕护士站呈放射状分布,在儿科病房选用暖色调,增加温馨感,减少恐惧感,这些设置让患者感受到舒适的氛围,有利于护患间的沟通交流。

**5. 背景**　沟通双方因沟通背景(社会背景、沟通场景等)不同而影响沟通效果。社会背景如文化、职业、社会地位、地域、宗教信仰等也可影响沟通效果。不同地域、不同民族的文化有着许多鲜明的地域性和民族性,这些特征左右着每个人的行为,制约着人际间的沟通。护理工作者应了解和尊重患者的文化背景、民族习俗,做到"入乡随俗",以利于有效沟通。

场景对沟通的影响也不可忽视。如有学生正在自由交谈,突然发现老师在旁边,马上就会改变交谈的内容和方式。因此,在某种意义上说,沟通是受场景影响和控制的。

(二)个人因素

**1. 沟通者的生理及情绪**　健康的身体、稳定的情绪有利于沟通双方的表达和交流。任何一方处于激动、焦虑或身体不适的状态,都可影响有效沟通。在护患沟通中,护士不仅要注意调整好自己的情绪,还要引导患者有一个良好的心理状态,保证护患沟通顺利进行。

**2. 表达能力和理解能力**　有生理缺陷或暂时的生理不适会降低患者语言能力或思维能力,从而影响对信息的表达和理解,如智力低下、精神疾病、神志不清、唇裂、口吃、口腔疾病患者等。对于特殊对象进行沟通时应采用特殊的方式,以增强沟通效果。

7

**3. 个性心理特征**　性格热情、直爽、健谈、开朗、大方、善解人意的人易于与他人沟通，性格孤僻、内向、固执、冷漠、拘谨、狭隘、以自我为中心的人，很难与他人沟通。两个性格都很独立、主观性又很强的人，往往不易建立和谐的沟通关系，甚至会发生矛盾冲突。独立型性格的人与顺从型性格的人相互沟通，可因性格互补而建立良好的沟通。

**4. 沟通方式不当**　如在沟通过程中，一方因没有耐心听另一方的讲话内容而突然改变话题，常会中断对方说出真实想法；在沟通过程中催促对方，没有给对方留出思考的时间就着急地催促对方回答问题，让对方感觉你很不耐烦；在沟通过程中主观武断，未等对方将信息表达完整就做出主观判断或下结论，会使对方感到你很虚伪和不负责任。如癌症患者晚期情绪低落、丧失信心、烦躁不安，而护士却简单地说："没问题的，你的病一定能治好的。"这只能让患者和家属觉得这个护士不负责任。

**5. 其他因素**　认知水平、个人态度、社会文化、角色关系以及性格年龄等都会是影响沟通的因素。

## 二、人际沟通的原则

为了更有效地进行人际沟通，在沟通过程中，必须遵循包括清晰、简明、准确、完整、有建设性和礼貌六项原则。

**1. 清晰**　清晰是指表达的信息结构完整、顺序清楚。

**2. 简明**　简明是指表达同样多的信息要尽可能占用较少的信息载体容量，这样做既可以降低信息保存、传输和管理的成本，也可以提高信息使用者处理和阅读信息的效率。

**3. 准确**　准确是衡量信息质量的最重要的指标，也是决定沟通结果的重要指标。不同的信息往往会导致不同的结论和沟通结果。准确包括多个层面，首先是信息发出者头脑中的信息要准确，其次是信息的表达方式要准确，特别是不能出现重大的歧义。

**4. 完整**　完整是对信息质量和沟通结果有重要影响的一个因素，我们大家都非常熟悉的"盲人摸象"的故事讲的就是片面的信息导致沟通错误的一个很生动的例子。

**5. 有建设性**　有建设性实际上是对沟通的目的性的强调。沟通的目的是促进沟通双方的信息传播，因此，沟通中不仅要考虑表达信息的清晰、简明、准确、完整，还要考虑信息接收者的态度和接收程度，力求通过沟通使信息接收者的态度有所改变。

**6. 礼貌**　情绪和感觉是影响人际沟通效果的重要因素。礼貌、得体的语言、姿态和表情能够在沟通中给予信息接收者良好的第一印象，甚至可产生移情作用，有利于沟通目的的实现。相反，不礼貌的语言和举止会使沟通无法进行下去，无法达到沟通的目标。

## 三、人际沟通的障碍

有效的人际沟通是将沟通信息通过听、说、读、写等形式，以对话、讨论、演讲、书面语言等方式准确、恰当地表达出来，以促使对方理解、接受并产生预期效果的沟通过程。达成有效的人际沟通需具备两个必要条件：首先，信息发出者清晰地表达信息的内涵，以便信息接收者能够准确理解；其次，信息发出者重视信息接收者的反应，并根据其反应及时修正信息的传递，免除不必要的误解。因此，人际沟通的障碍主要来自信息发出者和信息接收者两个方面。

（一）信息发出者的障碍

**1．目的不明**　若信息发出者对自己将要传递的信息内容、交流的目的缺乏真正的理解，即不清楚自己到底要向对方阐明什么倾诉什么，那么沟通的第一步便碰到了一定的障碍。正如古语所说"以其昏昏，使人昭昭"，信息发出者在信息交流之前必须有一个明确的目的和清楚的概念，即"我要通过什么渠道向谁传递什么信息并达到什么目的"。例如，护士向患者询问病情时，应目的明确，简洁明了，少说无关主题的话。

**2．表达模糊**　无论是口头语言还是书面语言都要表达清楚，使人一目了然，心领神会。若信息发出者口齿不清、语无伦次，或词不达意，都会产生噪音并造成传递失真，使信息接收者无法了解对方所要传递的真实信息。因此，护士与患者沟通时要使用普通话，保证业务娴熟。

**3．选择失误**　对传送信息的时机把握不准，缺乏审时度势的能力，大大降低信息交流价值；信息沟通通道选择失误，则会使信息传递受阻，或延误传递的时机；若沟通对象选择错误，无疑会造成不是对牛弹琴就是自讨没趣的局面，直接影响信息交流的效果。如果对方身体或情绪不佳时，我们强行沟通，效果肯定不好；医护人员不根据患者身份、知识层次，不当地使用专业术语等都会造成沟通障碍。

**4．形式不当**　当我们用语言和非语言（即形体语言，如手势、表情等）表达同样的信息时，一定要相互协调，否则丈二和尚摸不着头脑；当我们传递一些十万火急的信息时，若不采用电话、传真或互联网等现代化的快速通道，而通过邮寄信件的方式，那么信息接收者收到的信息往往由于时过境迁而成为"一纸空文"。

（二）信息接收者的障碍

**1．过度加工**　信息接收者在信息交流过程中，有时会按照自己的主观意愿对信息进行过滤和添加。如祖父母在和邻里交谈时，喜欢添加和拔高孙辈取得的进步和成绩，过滤掉不足。

**2．知觉偏差**　信息接收者的个人特征，如个性特点、认识水平、文化修养等将直接影响到信息发出者的正确认识。人们在信息交流或人际沟通中，总习惯于以自己为准则，对自己不利的信息要么视而不见，要么熟视无睹，甚至颠倒黑白，以达到防御的目的。

**3．心理障碍**　信息接收者在人际沟通和信息交流过程中曾经受到过伤害和不良的情感体验，易造成"一朝被蛇咬，十年怕井绳"的心理定式。对信息发出者心存疑惑、怀有敌意，或由于内心恐惧、忐忑不安，就会拒绝接受所传递的信息，甚至抵制参与信息交流。

**4．思想差异**　由于信息接收者认知水平、价值标准和思维方式的差异，往往会出现信息发出者用心良苦仅仅换来对牛弹琴的局面，甚至造成思想隔阂或误解，引发冲

9

突，导致信息交流的中断甚至人际关系的破裂。因此，医护人员应根据患者情况，正确使用专业术语。

## 四、有效沟通的策略

俗话说不怕做不到，只怕想不到，办法总比困难多。只要认识到沟通障碍的存在，就会给我们妥善处理并排除沟通障碍带来办法。研究表明，沟通是科学与艺术的结合，因而，解决沟通中的思路、理念上的问题和障碍及沟通中的方法、手段等技术问题就显得非常重要。下面来简单介绍克服障碍实现有效沟通的策略。

**1. 明确沟通的目标**　沟通双方在沟通之前必须弄清楚沟通的真正目标是什么，动机是什么，要对方理解什么，确定了沟通的目标，沟通的内容就容易规划。因为从本质上讲，沟通意味着目标、价值、态度和兴趣的共识，如果缺乏共同的目标和感受，而只是一味地去尝试沟通，不仅失去了沟通的意义，更无法实现有效沟通。因此，在沟通前必须先确定沟通目标，然后对要沟通的信息进行详细的准备，并根据具体的情境选择合适的沟通形式来实现这个目标；另外，不仅要分析信息接收者的特点，学会换位思考，而且还要善于激发信息接收者的兴趣，这样才能达到有效沟通。

**2. 尊重他人的意见和观点**　在沟通过程中，要试着去适应他人的思维方式，并体会理解他人的想法。也就是说，不只是替他人着想，更是能够想象他人的思路，体会他人的心理状态，感受他人的感觉。因此，无论自己是否同意对方的意见和观点，都要学会尊重对方，允许对方说出自己的意见，同时将自己的观点更有效地与对方进行交流。需要注意的是，有效沟通不是斗智斗勇，更不是辩论比赛。对信息接收者而言，沟通中的信息发出者应该具有主动性；如果信息发出者发觉信息接收者心不在焉或不以为然可以强制对方进行沟通，但是却没有办法改变对方的反应和态度。因此，在沟通中双方都不能把自己的观点强加到对方身上，更不能因不同意对方的观点而横加指责。沟通的真正目的在于了解他人，而不是同意或者不同意他人的意见或观点。

**3. 考虑沟通对象的差异**　信息发出者必须充分考虑信息接收者的心理特征、知识背景等状况，依此调整自己的谈话方式、措辞、服装和仪态。例如，医护人员在与患者沟通时，应尽量避免使用过多的专业词汇，否则不仅达不到应有的沟通效果，反而可能会弄巧成拙。

**4. 充分利用反馈机制**　许多沟通的问题是由于信息接收者未能准确把握信息发出者发出信息的含义而造成的，为减少这些问题的发生，沟通双方应该在沟通中积极反馈。只有通过反馈，确认信息接收者接收并理解了信息发出者所发出的信息，沟通过程才算完成。信息发出者要检验沟通是否达到目标，也只有通过获得信息接收者的反馈才能确定。因此，建立并充分利用反馈机制，无疑是实现有效沟通的重要环节，如教师上课的课堂巩固练习。当然，反馈的方式多种多样，信息发出者可以通过提问、聆听等方式获得反馈信息，也可以通过观察、感受等方式获得反馈信息。

**5. 学会积极倾听**　积极倾听就是要求沟通双方能站在对方立场上，以对方的思维方式去接受理解信息。一般来说，要做到积极倾听，需要遵循四项基本原则：专心、移情、客观、完整。专心,就是指要认真倾听对方所要表达的内容及过程细节。移情,就是指在情绪和理智上都能与对方感同身受。客观,就是指要切实把握沟通的真实内容,而不是迅速地加以价值评价。完整,就是指要对沟通的内容有一个完整的了解,而不是断章取义。

**6. 注意非语言信息**　非语言信息往往比语言信息更能打动人。因此,信息发出者必须确保发出的非语言信息能强化语言信息的作用,信息接收者则要密切注意对方的非语言信息提示,从而全面理解对方的意思、情感。高明的信息接收者精于察言观色,窥一斑而知全貌。

**7. 避免一味说教**　有效的沟通是一种心灵的交流,美国著名管理学家彼得·圣吉在《第五项修炼——学习型组织的艺术与实践》中提出深度交谈即敞开心扉,彼此进行心与心的交流。这就要求沟通双方必须撇开个人职务、学历和地位等,以开放的心态、平等的视野进行沟通。如果信息发出者总是居高临下,采取教育或教训的口吻与人交流,那么,即使信息发出者传递的信息非常重要,也会因信息接收者的不满和反感而造成沟通效果不佳。

**8. 保持积极健康的心态**　人的情绪、心态等对沟通过程和结果具有巨大的影响。过于兴奋、失望等情绪一方面易造成对信息的误解,另一方面易造成过激的反应。因而,沟通双方在沟通前应主动调整各自的心态和情绪,明确自己的角色位置。只有做到心平气和,才能对人、对事、对物做出客观公正的评价。

**9. 以行动强化语言**　语言上说明意图,只不过是沟通的开始,只有化为行动,才能真正最终提高沟通效果,达到沟通的目的。如果言行不一致,这种所谓沟通的结果是可想而知的。家长要求子女努力、上进,养成积极向上的人生观,而家长自己却沉迷于赌博、搓麻将,这种沟通又怎会有效果?俗话说说你能做的,做你所说的,说的正是这个道理。

# 第三节　人际关系

 **情境导入**

　　一位护士为患者输液时,第一针没扎到血管,准备再扎一次,她拉过患者的另一只手说:"这针没扎到,再扎一针。"结果遭到了患者的拒绝,这让她非常难堪。第二天,另一位护士来给这位患者输液时,第一针也没扎到血管,这位护士很内疚地说:"阿姨,真对不起,弄疼您了,不好意思,还得重新扎一针。"这时,患者却说:"不要紧,慢慢来。"

　　思考:两名护士同样的行为,为什么患者却不同对待?

11

# 一、人际关系的含义及发展阶段

## (一)人际关系的含义

**1. 人际关系** 人际关系是指人们在一定社会条件下,通过相互认知、情感互动和行为交往中所形成和发展起来的人与人之间相互影响的社会关系,如同学关系、师生关系、护患关系、朋友关系等。相互认知是建立人际关系的前提,行为交往则是人际关系的沟通手段,而情感互动是人际关系的重要特征。

**2. 人际关系与人际沟通** 人际关系与人际沟通既有联系,又有区别。①建立和发展人际关系是人际沟通的目的和结果。任何性质、类型人际关系的形成都是人与人之间沟通的结果。建立良好人际关系正是人际沟通的目的所在。②良好的人际关系是人际沟通的基础和条件。沟通双方关系融洽、和谐,可保障沟通的顺利进行和有效性。③人际沟通和人际关系在研究侧重点上有所不同。人际沟通重点研究人与人之间联系的形式和程序;人际关系则重点研究在人与人沟通基础上形成的心理和情感关系。

## (二)人际关系发展阶段

**1. 定向阶段** 定向阶段包括对交往对象的注意,对交往是否进行的抉择、初步沟通等几个阶段。

大千世界中,人们对与谁交往有着高度的选择,并不是与每个人都能建立良好的人际关系的。在通常情况下,只有那些具有某种特征会激起我们兴趣的人,才会引起我们的特别注意。

与注意不同,抉择是理性的决策,我们选择谁作为交往对象,并与其保持良好的人际关系,往往要经过理智的选择过程。只有那些与自己价值观念接近与相似的人,才会成为我们选择交往和建立人际关系的对象。

初步沟通是在选定交往对象之后,并与其建立某种联系的实际行动。初步沟通的目的是对他人获得最初步的了解,以便确定是否可以与对方有进一步的交往,从而使人际关系的发展获得一个明确的定向。

**2. 情感探索阶段** 这是交往双方彼此探索在哪些方面可以建立情感联系的阶段,它不仅停留在一般的交往模式上,在这一阶段,由于双方共同情感领域的发现,沟通也会变得越来越多。人们情感探索的核心是自我暴露的程度,但在这一阶段,人们仍避免触及他人私密性的领域,自我暴露也不会涉及自己根本的方面。自我暴露的深度与广度,决定着下阶段的交往模式。这一阶段双方虽有一定程度的情感卷入,但交往模式仍具有正式交往特征,彼此仍然注意自己表现的规范性。

**3. 感情交流阶段** 在感情交流阶段,双方关系的性质开始出现实质性变化。双方在人际关系方面的信任感与安全感已经得到确立,彼此谈话也开始广泛涉及自我的许多方面,并有较深的情感卷入。这一阶段,双方已经超出正式交往的范围和模式,交往中对于自己和他人的警觉程度下降,真实情感得到流露。

**4. 稳定交往阶段** 在感情交流的基础上,人们心理的相容性会进一步增加,自我暴露也更为广泛深刻。此时,人们的交往关系已经到达了一个稳定的阶段。虽然还不一定能够允许对方进入自己高度私密性的领域,但已经能够分享生活空间和财物。在实际生活中,只有少数人能达到这一情感层次的友谊关系。

## 二、人际关系的交往原则

人人都希望自己能有一个美好的人际关系氛围,都希望能多一些朋友,并与他们保持真挚的友谊。为了帮助人们赢得朋友,保持友谊,避免人际关系失败,心理学家通过研究总结出一些人际交往应该遵循的原则。这些原则是维持人际关系的基本要求。

**1. 真诚原则**　真诚是人际交往的最基本的要求,所有的人际交往的手段、技巧都应该是建立在真诚交往的基础之上的。尔虞我诈和虚伪的敷衍都是对人际关系的亵渎。真诚不是写在脸上的,而是发自内心的,伪装出来的真诚比真正的欺骗更令人讨厌。常言道,做人要真诚,这样才能拥有朋友!与人沟通交流,首先要做到真诚。真诚是打开别人心灵的金钥匙,只有真诚地与人交流沟通,才能达到理想的沟通效果。因为真诚可使人产生安全感,减少自我防护,正所谓"精诚所至,金石为开"。越是好的人际关系越需要双方暴露一部分自我,也就是把真实的想法与人交流。当然,这样做也会存在一定的风险,但是完全把自我包装起来是无法获得别人的信任的。

真诚原则适用于所有类型的人际沟通,它包括护患之间、同学之间、亲人之间、朋友之间等。如护士关心患者要真诚,要有同情心,这样易赢得患者的信赖和配合。

**2. 尊重原则**　每个人都有自尊心,都希望别人的言行不伤及自己的自尊心。自尊心的高低是以自我价值感来衡量的。自我价值感强烈,则自尊心水平较高;自我价值感不强,则自尊心水平较低。

大量的心理学研究证明,任何人在人际交往过程中,都有明显地对自我价值感维护的倾向。例如,当我们获取成绩时,我们会解释为这是自己的能力优于别人的缘故;当别人取得成绩而我们没有取得成绩时,我们就会解释为别人仅仅是机遇好而已。这样的解释就不至于降低自我价值感,伤及自尊心。人的自我价值感主要来自人际交往过程中他人对自己的反馈。因此,他人的反馈在人们的自我价值感确立方面具有特殊的意义。他人肯定的反馈会增加人们的自我价值感,而他人否定的反馈会直接威胁到人们的自我价值感。因此,人们对来自人际关系方面的否定性的信息特别敏感,他人的否定会激起强烈的自我价值保护的倾向。这种倾向往往表现为逃避他人,以维护自己的自尊心。

根据上述原理,心理学家强调我们在同别人交往时,必须对他人的自我价值感起积极的支持作用,维护他人的自尊心。如果我们在人际交往中威胁了他人的自我价值感,那么会激起他人强烈的自我价值保护动机,引起他人对我们的强烈拒绝和排斥情绪。此时,我们就无法同他人建立良好的人际关系,已经建立起来的人际关系也可能遭到破坏。

沟通也可说是心灵的交谈,如果沟通时任何一方有不尊重对方的语言、行为举止发生,沟通将无法顺利进行。在人际交往中,相互尊重需做到如下几点:一是多听,多听对方说,尤其是多听对方的建议和不同意见,使对方感觉到你对他的尊重;二是多为对方着想,沟通最重要的一点就是站在对方的立场上去思考,去理解对方的想法和做法背后的原因;三是心平气和,无论对方情绪激动还是说话刻薄,只要自己保持心平气和,对方就会感觉到你对他的尊重;四是不要随意否定对方的观点和意见,在诉说自己的观点和立场时,要保留对方的立场、观点和意见。在很多情况下并无对错之分,只是立场不同而已,认同对方才能肯定自己。这就要求我们在进行护患沟通时,要尊重患者、态度和蔼,以便患者积极配合,提供更多的病情信息,从而有利于提高治疗效果。

**3. 互动原则** 在人际交往中,人们都希望他人能够承认自己的价值,希望他人能够接纳自己、喜欢自己。出于这个目的,人们在社会交往中往往更注意自己的自我表现,注意吸引别人的注意力,处处期待别人首先接纳自己。这种从自我单方面出发考虑问题本无可非议,可是它却影响着人们的人际交往。

社会心理学家通过大量的研究发现,人际关系的基础是人与人之间的相互重视、相互支持。任何人都不会无缘无故地接纳我们、喜欢我们。他人喜欢我们往往建立在我们喜欢他们、承认他们的价值的前提下的。人际交往中的喜欢与厌恶、接近与疏远都是相互的。喜欢和我们接近的人,我们才喜欢与他们接近,疏远我们的人,我们也会疏远他们。只有那种真心接纳、喜欢我们的人,我们才会接纳、喜欢他们,愿意同他们建立和维护良好的人际关系。

由此可见,我们在人际关系的建立与维护中应遵循互动原则,即在人际交往中,如果他人接纳、喜欢你,你就应该表现出同样的姿态,主动去接纳他人、喜欢他人。应记住一句话:爱人者,人恒爱之;敬人者,人恒敬之。

**4. 交换原则** 长期以来,人们最忌讳将人际关系和交换联系起来。只要一谈交换,有的人就觉得很庸俗,或者认为亵渎了人与人之间真挚的感情。其实,这种想法大可不必。因为我们在人际交往中总是在交换着某些东西,或者是物质,或者是情感,或者是其他。人们都希望交换对于自己来说是值得的,希望在交往过程中得大于失或至少等于失,反之,人们就倾向于逃避、疏远或中止这种关系。

著名的社会心理学家霍曼斯提出,人际交往在本质上是一个社会交换的过程。正是交往的这种社会交换本质,要求我们在人际交往中必须注意,让他人觉得与我们的交往值得。无论怎样亲密的关系,都应该注意从物质、情感等各方面"投资";否则,原来亲密的关系也会转化为疏远的关系,使我们面临人际交往困难。

在我们积极"投资"的同时,还要注意不要急于获得回报。现实生活中,只付出、不问回报的人只占少数,大多数人在付出没有得到期望中的回报时,就会产生吃亏的心理。古语曰,君子坦荡荡,小人长戚戚。在人际关系交往中,真正有智慧的人,总是谦让他人,不在乎"装傻充愚"的表面性吃亏,而是看中实质性的"福利"! 所以说,我们应牢记这样一个道理:吃的亏中亏方得福外福。

**5. 宽容大度原则** 在人际交往中,宽容大度也是必须遵循的原则。从历史的角度看,不少英雄豪杰之所以能成大事,成为历代后人景仰的伟人,最为重要的原因就是他们具有宽容大度的胸怀。宽容大度的人在工作、生活和人际关系中表现出来的就是包容、忍耐、谦和、慷慨和分享的精神。包容的概念不是说要容忍一些不正常的人和事,大度的意思也不是要逆来顺受,这样于人于己都是有悖常理的。

宽容的人在工作中会明确自己的责任、承担起自己的责任,当一件事情完成了,宽容的人不会把功劳都算在自己的头上,他明白没有其他人的帮助成不了大事的道理;当一件事情失败了,宽容的人不会推脱责任,会自我反省和检讨,严于律己、宽以待人,这也是一种宽容和责任感的表现。

**6. 平等原则**　平等原则是指在人际沟通的过程中,沟通双方要将对方视为地位、身份平等之人。无数事例证明,在人际沟通过程中,只有消除一切不平等的因素,才能使沟通顺畅,达到理想的沟通目的。任何好的人际关系都让人体验到自由、无拘无束的感觉。如果一方受到另一方的限制,或者一方需要看另一方的脸色行事,就无法建立起高质量的人际关系。此原则适用于医护人员与患者及其家属之间,老师与学生之间,上司与下属之间的交流沟通。因此,医护人员在与患者及其家属沟通时,不能高高在上,一副"救世主"降临人世凡间的架势,要平易近人,具有亲和力。

## 三、人际关系的基本理论

### (一)人际认知理论

**1. 人际认知的概念**　认知是指人的认知活动,人际认知则是指个人推测与判断他人的心理状态、动机或意向的过程。个体与个体之间正是通过相互认知而实现情感互动的。人际认知包括对他人的仪态表情、思想性格、心理特点、人际关系等方面的认知。

**2. 人际认知效应**　心理学把人际认知方面具有一定规律性的相互作用称为人际认知效应。

(1)首因效应:也称第一印象效应。首因效应是指交往双方首次接触时各自对交往对象的知觉观察的判断,即第一印象,第一印象的形成会在总体印象形成上产生较大的影响。患者对护士的印象在很大程度上也来自首因效应,如果第一次静脉穿刺不能成功,患者就认为这个护士技术水平差,以后即使成功,也认为是碰巧。

(2)刻板印象:也称社会固定印象,即某种社会文化环境中对某一社会群体所形成的固定而概括的看法。人们只要一见到这类人或事物,就会认为他们必然会具有这些特征。刻板印象导致我们在看待同类个体时带有明显的局限性,而忽视个体的具体差异性。

(3)近因效应:人们在日常生活中常常会出现喜新厌旧的现象。在人际交往时人们也常常会比较重视新的信息,而相对忽略旧的信息。这种在人际认知中,因最近或最后获得的信息而对总体印象产生了最大影响的效应,便是近因效应。对熟悉的或久别重逢的人际关系中,近因效应更为明显。

(4)先礼效应:在人际交往中,要向对方提出批评意见或某种要求时,先用礼貌的语言行为起始,以引起对方好感,便于对方接受批评意见或某种要求,从而达到自己的目的。

(5)晕轮效应:也称月晕效应、光环效应,是人际交往中对一个人的某种人格特征形成印象后,以此来推测此人其他方面的特征,因而容易造成高估或低估对方,主观为主,以点带面。如一个人被标明是好的,就被赋予更多好的品质。"恋爱心理"就是典型的晕轮效应。

（6）免疫效应:当一个人已经接受并相信某种观点时,就会对相反的观点产生一定的抵抗力,即具有了一定的"免疫力",这就叫作免疫效应。如"先入为主"现象。

上述各种人际认知效应,虽然都带有各自的规律性,但都不是像自然科学中的规律那样准确。人际认知效应仅仅意味着某种特定条件下的人际认知结果,不意味着这种人际认知结果正确反映被认知对象。人际交往中的双方都是具有主观能动性的人,都有一定的自我控制能力,这使人际交往变得十分复杂而变化多端。

**知识链接**

**光环效应负面影响的启示**

"情人眼里出西施",情人在热恋时,很难看到恋人的缺点,眼睛里看到的一切都是好的,热恋双方往往认为他们所做的事、所说的话都是正确的,即使看到错误的结果,他们也认为对方的原始动机是好的,从而无法看到一个真实全面的"恋人",这就是光环效应的具体表现。光环效应有一定的负面影响,在这种心理作用下,人们容易以偏概全,很难分辨出好与坏、真与伪,判断问题难免有偏差。

启示:在人际交往过程中,我们既要注重感情,又要保持清醒的理智,坚持全面、客观、准确地看待问题、分析问题、解决问题,并以此建立良好的人际关系。

（二）人际吸引理论

人际关系有认知、情感和行为三种相互关联的心理成分构成,情感是核心成分,其最直接的表现就是个体对他人的喜欢与厌恶、吸引与排斥,即人际吸引。人际吸引在人际交往和人际决策中具有重要的作用,是人际交往的第一步,个人成就、工作成效都与人际吸引有关。那么影响人际吸引的因素有哪些?具备什么特征的人才能被人喜欢?如何才能赢得别人的喜欢?下面就来讨论这些内容。

**1. 人际吸引的含义与过程**

1）人际吸引的含义 人际吸引又称为人际魅力,是人与人之间产生的相互注意、欣赏、倾慕等心理上的好感,从而促进人与人之间情感建立的过程。由此可见:首先,人际吸引是以情感为主导的,情感投入的深浅是人际吸引程度的重要标志;其次,人际吸引具有对他人做出肯定性评价的倾向。肯定性评价是人际吸引的前提和基础,喜欢、尊重和信任等都是在肯定性评价的基础上形成和发展起来的。人际吸引越大,人与人之间的心理距离越小,越容易建立亲密关系;反之,人际关系会疏远甚至排斥。

2）人际吸引的过程

（1）人际吸引的过程是由认知、情感和行为三大心理成分构成的动态过程。认知是人际吸引的前提,情感是人际交往的调控因素,行为是人际吸引的沟通手段。①人际吸引中的认知:人际认知是人际吸引的首要因素和最初过程,是个体对他人的心理状态、动机或意向的推测和判断,这种认知主要来源于第一印象,如人的仪表、举止、谈吐、气质等。人际吸引中认知与交往双方的心理距离有关,因此我们应不断调整并及时纠正认知偏差,增强人际吸引力。②人际吸引中的情感:人际吸引是基于人与人之间的情感形成的。人际吸引的情感分为两种,即联合性情感和分离性情感。联合性情感促使人们相互接近和相容,在这种情感的基础上,个体愿意与对方合作或联合行动,并形成人际吸引;分离性情感则促使人们疏远和排斥,形成否定消极的人际关系。③人际吸引中的行为:人际吸引中的行为体现了一个人的为人处世品德。品德高尚的人往往对他人有吸引力、协调力和支配力。

人际吸引中的认知、情感、行为相互联系、相互促进、互为因果,这三个要素相互作用构成了一个完整的人际吸引的动态过程。

(2)人际吸引的过程分为四个步骤:注意、认同、相容、交往。①注意:初次见面时对方的某一件事情、某一句话甚至某个信号都可能会引起个体的兴趣与关注。注意,实际上是个体根据自己的需要、喜好、价值观等对交往对象的筛选,是对他人感兴趣的标志。这一步会缩小人与人之间的心理距离,增强彼此间的人际吸引。②认同:注意作为人际吸引的第一步迈出之后,会产生认知层面的活动,通过知觉、思维、记忆等方式内化并接纳交往对象的行为和表现。当个体专注于交往对象的行为表现并产生好感时,我们就会接近他,关注他,并逐步增加对他的了解和认同。③相容:当我们捕捉到对方的很多信息,在认知层面产生认同感后,便会产生喜欢、想要接近和接触的情感。情感相容,人际吸引形成的关键阶段,主要以喜欢、亲切、同情等形式表现。联合性情感越强烈,越会产生钦佩、接近的感情,人际间就会越相容,也就越相互吸引。④交往:交往属于人际关系形成中的意向或行为层面。在交往初期,交往双方一般会通过行为来显示自己的诚意,与对方竭诚合作、友好相处。当双方产生人际吸引之后,便会设法进一步地交往。随着交往时间的推移、交往水平的提高,交往双方的关系会逐渐发展,产生心理依附,这时良好的人际关系便建立了。

由此可见,人际交往是人际吸引产生的前提,人们只有在交往过程中,才能产生彼此认知层面上的认同及情感层面的相容;人际交往又是人际吸引的外化,人际吸引是否能形成会对人际交往的状态产生显著的影响,而人际交往水平的提高又会促进人际吸引的发展。

**2. 影响人际吸引的因素** 每个人都想与他人建立良好的人际关系,提高自己的人际吸引力。1961年美国社会心理学家奥尔波特对一群素不相识的陌生人的首次集会进行了人际吸引的研究,研究结果发现,人际吸引受多种因素影响。影响人际吸引的主要因素为三类,即情境因素、个人特质与文化背景因素以及相互性吸引因素。

1)情境因素 人际交往是在一定的情境因素下展开的。这些情境因素包括人际间的时空距离、结群、体验等。

(1)时空距离:时空距离是影响人际吸引的重要因素之一。如果在其他一切条件不变的情况下，人与人之间、群体与群体之间，距离越接近，交往的频率可能性就越高，越容易建立良好的人际关系。一般来说，我们与自己同学、同乡、近邻、朋友等接近的机会多，交往的机会也多，较易建立友谊。在日常生活中，这种现象屡见不鲜。①空间距离：所谓近水楼台先得月，向阳花木早逢春，空间距离是导致人际吸引的重要条件之一。为什么空间距离的邻近性能产生人际吸引呢？首先，邻近的人们会因频繁的人际交往而增加彼此的熟悉，简单的人际互动也会提高我们对他人的好感。人们对连续的相互作用的期望也是一个因素，我们期望自己常常面对的人际关系是和谐愉快的，这种期望会让我们努力与邻近空间的人友好相处并倾向于对他们积极的评价。其次，经常接触，互相了解，有利于在人际交往中预测他人的行为，从而常常能做出适宜的反应性行为，以促进相互关系的发展。再次，邻近的人们彼此之间可有更多的相互照顾与帮助，更容易成为朋友。最后，人际交往总是倾向于用最小的代价获得最大的报酬。邻近的人们在交往时距离接近可以节约时间和精力，随着交往机会的增多，人际间熟悉程度得到提高，人际吸引就会增加。②交往频率：这是伴随着空间距离出现的因素之一。一般情况下，人们彼此之间交往频率越高，越容易形成较密切的关系。在人际关系形成的初期，交往频率对素不相识的人来说起着重要作用。

（2）结群：人是群居性动物，人类社会自诞生起，人们就开始结成群体进行活动，共同努力奋斗满足各种需求。结群的需求是一种很普遍的现象，而且这种需求有相当大的个体差异。有人喜欢孤独，有人喜欢社交；有人喜欢安静，有人喜欢活动。同一个人在不同的场合和时间所表现出来的结群需求也有所变化。因此，在交往的过程中，当彼此的时空距离较近且有结群需求时，双方会对彼此交往产生渴望，给予对方热情的回馈，形成良好的人际关系。反之，双方没有结群需求，即使时空距离很近也会形同陌路。

（3）体验：人际交往中的体验是导致人际吸引的一个重要因素，人们往往更加喜欢那些令人愉快或惬意体验的人。体验着重表现在交往者对待交往对象的态度上。个体体验具有浓厚的主观色彩，受个人的知识、经验、个性等因素的影响，影响着我们对一个人的评价。在人际交往中，我们的确在有意无意地对交往对象进行评价和选择。我们应不断提醒和控制自己，尽量客观地评价交往对象。一般来说，人们较喜欢积极向上的乐天派，从他们那里可以感染轻松愉快的情绪，如果这样的交往过程不断强化，将会增加交往对象的吸引力。然而，如果遇到忧愁、悲伤或焦虑的人，人们的情绪也会受到感染，往往人们宁愿选择退避三舍并消除与他继续交往的动机，这样的人际交往就产生不了人际吸引。由此可见，交往动机决定交往行为，交往体验决定交往效果。

2）个人特质与文化背景因素　包括外表和容貌、才华和能力、信念和价值观、个性品质与文化背景、情感等。

（1）外表和容貌：亚里士多德曾说过，美丽是比任何介绍信更为巨大的推荐书。尽管我们大多数人都相信应该"以才取人"而非"以貌取人"，相信"人不可貌相"的古训，但现实是，当今的人际交往还是将对方的外表魅力作为重要指标之一。对初次交往的人来说，外表和容貌是重要的吸引因素，特别是在与异性交往时表现得尤为显著。外表美可以给人们心理上的愉悦感。肤色、面貌、高矮、胖瘦、服饰、风度、胡须、发型等在人际交往中都具有重要作用。人与人之间在进行交谈以前,往往是根据交往者的外貌特征来评价交往者的,从而形成肯定或否定的印象,进而影响后续人际关系的发展。究其原因,一方面可能是因为晕轮效应,人们的意识里往往存在一种固有的假设:"美的就是好的",因此外表有魅力的人会被认定为具有其他优秀特质,如良好的社交能力、更聪明、更开朗等。另一方面可能源于外貌的辐射效应。外貌魅力所引发的辐射效应使人们对高魅力者的判断力具有明显的倾向性,但外貌对人际吸引的增进作用不应被过于高估。当很多人热衷于美丽外貌的扩展作用,花费大量的时间、金钱和精力时,外表的吸引力已经在贬值。外貌对人际吸引的作用并非唯一的也并不是最重要的,还有许多其他因素决定着人与人之间的吸引力。

(2) 才华和能力:外表和容貌是非常直接的人际吸引信息,更多地作用于人际交往的初期;而个人内在特质,如才华和能力对人际吸引的作用却更为重要。如今充满竞争的现代化社会尤其如此,在其他条件都相同的情况下,聪明能干的人较容易受到人们的喜欢。

(3) 信念和价值观:实际生活中,人们在初次交往时,外在的年龄、社会地位、外貌往往起主要作用,而较少涉及内在的信念、价值观、态度等较深的层面。随着人际交往的加深,内在的信念、价值观和个性特征的作用就得到凸显。"物以类聚,人以群分","久逢知己千杯少,话不投机半句多"就是这种现象的描述。人的外在吸引(年龄、社会地位、外貌等)和内在吸引(信念、价值观、态度等)在人际交往中随着时间的变化而发生变化,但内在的吸引在人际交往中更凸显。

(4) 个性品质与文化背景:一个人的个性品质对人际吸引的影响持久、稳定且深刻,而个性品质与文化背景又有着密切的联系。有心理学家认为,热情是决定一个人是否有吸引力的非常重要的特征;也有学者通过调查发现,自信、忠诚、热情、直率、幽默、聪明、独立等个性品质在人们交朋友时受重视。对于男性来说,吸引人的个性品质是勇敢、冒险、创造、坚韧不拔、不屈不挠、宽宏大量、正直、忠诚、有思想、思维灵活、事业心强等;而对于女性来说,吸引人的个性品质是温柔、体贴、善解人意、富有同情心、为人随和、情操高尚、开朗活泼、可靠等。

(5) 情感:情感是人际吸引的感情基础。总的来说,在其他条件相当的情况下,当个体情绪处于积极状态时,倾向于对他人做出积极的评价并产生人际吸引;反之,处于消极情绪状态的个体倾向于对他人做出消极评价,同时人际吸引降低。

3) 相互性吸引因素 导致人际吸引的因素除上述之外,交往对象态度的类似、需要和个性的互补、兴趣爱好价值观的一致、相互愉悦、相互尊重等因素也都影响人际吸引。

(1) 类似性吸引:"物以类聚,人以群分",同年龄、同学历、同性别或同经历的人往往容易相处。此外,人们在人际交往中通常喜欢在某个方面与自己相似的人,兴趣、爱好、态度、信念、价值观等方面的相似会让人产生"志同道合"之感。总之,人们总是喜欢和自己类似的人交往,因为人们喜欢以自己的模式去要求别人。

（2）互补性吸引：尽管交往双方的类似性吸引现象得到充分的证实，但日常生活中我们也会发现，交往双方在态度、性格等方面大相径庭，但当一方所具备的特质与行为恰巧可以满足另一方的心理需求时，也会产生人际吸引。人际吸引中的互补因素，多发生在交情较深的朋友、恋人、夫妻间。

（3）对等性吸引：《礼记》中写道，往而不来，非礼也；来而不往，亦非礼也。人际吸引是一个"互动"过程，对等性吸引普遍存在。

（4）相悦性吸引：相悦是指在人际交往中能够使人感受到精神及心理上的满足及愉悦的感觉。相悦主要表现为人际关系间情感上的相互接纳、赞同、肯定及频繁的接触。双方在心理上的接近与相互肯定减少了人际间的摩擦与心理冲突，相互间的赞同与接纳是彼此建立良好人际关系的前提。

（三）人际冲突理论

**1. 人际冲突的基本内涵** 人际冲突泛指人与人之间因矛盾而引发的相互排斥、抵触、争执、对抗和争斗现象。个体与个体之间、群体与群体之间、民族与民族之间、国家与国家之间，都会因为种种原因，如思想观念、经济、文化的不同而产生冲突。总之，当人们发现彼此的行为与各自利益相左而无法解决时，就会出现冲突。

根据冲突的影响作用，人际冲突可分为建设性冲突和破坏性冲突两大类型。

（1）建设性冲突的表现：一是冲突双方是为了一个目标；二是双方都很积极且有热情；三是愿意了解对方的观点、意见，表现出积极主动的态度；四是双方主动而频繁地交换意见。

（2）破坏性冲突的表现：一是冲突双方只关心自己的观点，不愿意听从甚至一味排斥对方的观点和意见；二是双方相互交换意见的情况越来越少，相互攻击的言行越来越多。

**2. 个体人际冲突的处理** 化解人际冲突，建立良好人际关系，提高社会适应能力，要注意做到以下几点。

（1）明确人际关系的原则：人际关系的基础是人与人之间的相互尊重、相互支持。对于真心接纳、喜欢我们的人，我们更愿意同他交往并建立和维持良好的人际关系。了解这些原则，才会建立良好的人际关系。

（2）克服人际认知的偏差：由于第一印象的作用，最初形成的不好的印象往往在以后难以改变，这样就会影响正常的交往；有的人还习惯通过外表来判断一个人，当一个人的外表充满魅力时，其他与外表无关的方面，也会得到好的评价。因此我们必须克服这样的人际认知偏差。

（3）培养良好的交往品质：首先要提高个人的心理素质。人与人交往，是知识、能力、思想及心理的整体作用，哪一方面的欠缺都会影响人际交往的质量。在人际交往中如存在社交恐惧、自卑、冷漠、封闭、猜疑、自傲、嫉妒等不良心理，就不易建立良好的人际关系。因此要加强自我训练，提高自身的心理素质，以积极进取的态度进行交往。其次，还要具备各种良好的交往品质，如真诚、信任、克制、自信、热情等品质。真诚的交往能使交往者的友谊地久天长；信任能够使我们以积极的心态去理解他人的动机和言行;克制往往会"化干戈为玉帛",以大局为重可以避免许多冲突和矛盾;自信总是给人不卑不亢、落落大方、谈吐从容的感觉,使人对他也产生好感,便于人际交往;热情在人际交往中能给人以温暖,能促进彼此的相互理解,融化冷漠的心灵,待人热情往往可以促进人们之间的感情,促进人际关系的改善。因此,要努力培养自己各个方面的良好品质。

（4）学会人际交往的技巧:要注意加强人际交往的实际锻炼,学习技巧,提高交往能力,进而有效化解人际冲突。一是增进相互了解,注重思想上的沟通。二是多与人交谈,讨论感兴趣的话题。交谈时语言表达要清楚、准确、简练、生动;聆听要专注、耐心。三是学会赞扬、批评和感谢。赞扬能在瞬间沟通人与人之间的感情,能让人感到心理上的满足,调动人的积极性;批评是负性刺激,因此批评要注意用意善良、符合事实、方法得当,注意场合和环境,对事不对人,这样才会产生效果,才能促进对方进步;真诚地对人表示感谢,会使对方铭记于心,即便是对亲近的人,道声谢谢也会使人舒服。

### 四、影响人际关系的因素

在茫茫人海中,有些人一见如故,很快成为知音,有些人认识数十年却感情淡漠,这是因为人际吸引是影响人际关系的主要因素。所谓人际吸引（魅力）,是指人与人之间彼此注意、欣赏、倾慕等现象。在人际交往中,人际吸引力是受很多因素影响而形成的一种动力,包括个体内在涵养,外在仪态、仪表以及社会角色、地位等各种因素。正确认识人际吸引因素并积极践行,有利于提高自身的人际吸引力,增强沟通能力。概括起来,影响人际关系的主要因素有以下六种。

**1. 仪表吸引**　仪表是指人的外表,主要包括相貌、服饰、仪态、风度等,可影响人们彼此间的吸引。从首因效应可看出,仪表因素在人际关系中占重要地位。虽然仪表吸引是人际吸引的重要因素,但不能夸大外表和容貌的作用。因为随着相互认识的加深,仪表因素对人际关系吸引的作用可逐渐缩小。

**2. 接近吸引**　接近吸引有两层意思:一是空间的邻近;二是熟悉的程度。很明显,空间距离与熟悉度可影响人际关系的亲疏。一般而言,人与人在空间距离上越近,交往频率越高,越容易创造了解、熟悉的机会,会对人际关系起到促进作用。

**3. 相似吸引**　一般人们越相似,最初的人际吸引就越强。其表现有以下三个方面:一是个人背景相似,包括性别、种族、宗教、社会阶层以及年龄;二是态度相似;三是外表相似。其中态度相似是最具吸引力的,即志同道合。现代社会的闺蜜和铁哥们多半受相似吸引和互补吸引的影响。

**4. 互补吸引**　互补吸引是指双方的需求或个性互补时,易形成强烈的吸引力。需求的互补性在交往过程中可获得互相满足的心理状态。如一个支配欲强的人易和被动型人相处,因为彼此间可以取长补短,互相满足对方的需求。一般而言,人际吸引中的互补吸引多发生在交情较深的朋友、恋人、夫妻间。

**5. 个性品质吸引**　个性品质是影响人际关系的重要因素。优良品质如正直、真诚、善良、热情、宽容、幽默、乐于助人等,具有持久的人际吸引力。个性优良品质可以说是人格美的具体表现,外表美可能是一时的,而人格美往往是稳定、深刻而经久不衰的。在一项研究中,收集了555个用来描述个人特质的形容词,让大学生评定出对某项特质的喜欢程度。研究结果发现,真诚是最重要的特质,针对真诚评价最高的词语有真诚、诚实、忠诚、值得信赖、可靠等,另外两项评价高的特质是温暖及能力。待人诚恳、坦率,遇事积极、充满自信,善于团结协作,幽默、谦逊有礼排在了调查中的前几位。

**6．才能吸引**　研究表明,在其他条件都相同情况下,才能是影响人际关系的复杂因素。并非能力越高、成就越大,人际吸引力就越强。事实上,最被人欣赏的是才能高而有缺点的人。心理学家研究表明:犯过错误、能力超凡的人被认为最具吸引力;犯过错误平庸的人被认为最无吸引力;而没犯错误、能力超凡的人吸引力排在第二位。这一发现称为阿伦森效应,又称为犯错误效应。

## 五、良好人际关系的建立与维护

（一）良好人际关系的建立

**1．建立良好的第一印象**　第一印象是指最初给人们留下的印象。第一印象在人际交往中具有重要作用,人们会在初次交往的较短时间内形成对交往对象的总体印象,并决定交往是否进行,或如何进行。在建立人际交往的过程中,先入为主而产生的良好第一印象,会以定势效应作用于主体,将有利于人际交往的进行。戴尔·卡耐基在他的《怎样赢得朋友和影响他人》一书中提出了建立良好第一印象的六条途径:①真诚地对别人感兴趣;②微笑;③多提别人的名字;④做一个耐心的听众,鼓励别人谈他自己;⑤谈别人感兴趣的话题;⑥以真诚的方式让别人感到他很重要。

**2．主动交往**　人际交往的成功与人的主动性程度有很大的关系。很多人之所以对自身的人际交往没有信心,是因为他们在交往中总是采取消极的、被动的退缩方式,总是期待别人先与自己交往,只做交往的响应者,不做交往的始动者。假设人人都期待着别人先与自己交往,那么这样的交往事实上是不存在的。成功的交往告诉我们,只要勇于迈出主动与别人交往的第一步,以后的交往似乎就会变得顺理成章。

**3．移情**　移情是指人们情感的相互联系,包括相互理解、同情、共感、设身处地为他人着想等。人际关系的本质是人与人之间在情感上的联系,情感联系越密切,双方的心理感受也越相似,移情是沟通人们的内心世界的情感纽带。在人际交往中如果能够想他人所想、急他人所急、帮他人所需,参与到他人的情感世界之中去,这样的人是能够与别人建立良好人际关系的,也是为大家所喜爱的。

（二）良好人际关系的维护

**1．避免争论**　人们之间有争论是很正常的事,但是争论往往都以不愉快的结果而结束。事实证明,无论在争论中谁输谁赢双方都会很不舒服。赢者当时可能获得一种心理满足,但很快会被人际关系恶化的阴影所笼罩,一时的满足心理会变得烟消云散。输者的心理挫折感更加强烈,往往会演化成直接或间接的人身攻击,对于人际关系是非常有害的,争论的结果往往是两败俱伤。

**2. 不要直接批评、责怪和抱怨别人**　直接批评、责怪和抱怨别人会使他人的自尊心和自我价值感受损,尤其是一时面子上感到难堪。有时候只要稍稍改变一些方法,变直接批评、责怪和抱怨为间接地暗示和提醒,效果会好得多,这就是所谓的"坏话好说"艺术。

**3. 勇于承认自己的错误**　勇于承认自己的错误是人际关系的润滑剂。当人际关系产生障碍的时候,承认自己的错误是明智之举。虽然承认自己的错误是一种自我否定,但是,承认错误会使自己产生道德感的满足;另外,承认自己的错误是责任感的表现,对他人也具有心理感召力量,在此情境中人际僵局会就此被打破。

**4. 学会批评**　不到不得已时,决不要自作聪明的批评别人。但是,有时批评是不可避免的。学会批评的艺术是维护人际关系的重要策略。戴尔·卡耐基总结的批评艺术是值得借鉴的:①批评从称赞和诚挚感谢入手;②批评前先提到自己的错误;③用暗示的方式提醒他人注意自己的错误;④领导者应以启发而不是命令来提醒别人的错误;⑤给别人保留面子。

## 综合检测

参考答案

**一、单项选择题**

1. 下列不属于沟通基本要素的是（　　）。

A. 信息环境　　　B. 信息　　　　C. 信息渠道　　　D. 信息策划　　　E. 反馈

2. 下列记忆效果最好的方法是（　　）。

A. 单纯听　　　B. 单纯看　　　C. 与别人讨论　　D. 亲手做　　　E. 教别人做

3. 下列不属于沟通过程的基本环节的是（　　）。

A. 信息策划　　　B. 信息环境　　　C. 信息编码　　　D. 信息传输　　　E. 信息解码

4. 属于非语言沟通的是（　　）。

A. 听写　　　　B. 口头语言教学　　C. 文字汇报　　　D. 见面握手　　　E. 病案讨论

5. 医护人员不根据患者身份、知识层次,不当地使用专业术语造成的沟通障碍是（　　）。

A. 过度加工　　　B. 心理障碍　　　C. 思想差异　　　D. 表达模糊　　　E. 选择失误

6. 家长要求子女努力、上进,养成积极向上的人生观,而家长自己却沉迷于赌博、搓麻将,请问这种教育方式违反了有效沟通的哪一项策略?（　　）

A. 保持积极健康的心态　　　　B. 避免一味说教

C. 以行动强化语言　　　　　　D. 学会积极倾听

E. 充分利用反馈机制

7. "情人眼里出西施"的恋爱心理是人际认知效应中的哪一个效应?（　　）

A. 刻板印象　　B. 近因效应　　C. 光环效应　　D. 免疫效应　　E. 首因效应

8. 青年男女交往时,男方第一次小心翼翼地向女方吐露过去的恋爱史,并向对方

表露爱慕之情,这说明他们的关系已进入人际关系发展阶段的哪一个阶段?(　　)

    A. 定向阶段　　　　　　　　B. 情感探索阶段

    C. 情感交流阶段　　　　　　D. 稳定交往阶段

    E. 谈婚论嫁阶段

9.“精诚所至,金石为开。”如护士关心患者要真诚,要有同情心,这样易赢得患者的信赖和配合。这样做符合人际交往的哪一项原则?(　　)

    A. 真诚原则　　　　　　B. 互动原则　　　　　　C. 交换原则

    D. 宽容大度原则　　　　E. 平等原则

10. 现代社会的闺蜜和铁哥们现象主要符合人际吸引理论中的什么现象?(　　)

    A. 仪表吸引　　　　　　B. 接近吸引　　　　　　C. 相似吸引

    D. 才能吸引　　　　　　E. 个性品质吸引

二、思考与实践

1. 人际沟通案例讨论

【目的】激发学生的学习兴趣,引发求知欲望。

【准备】

(1)用物准备:将若干课桌拼成会议桌形式,用于小组讨论。

(2)学生准备:复习所学有关内容,熟悉人际沟通基本知识。

(3)案例准备:小张是一所卫生护理学院的新同学。开学第一天,她见到许多新同学,心里很紧张。本来她是个很懂礼貌的学生,可是在同学们相互介绍时,她走上讲台忘了鞠躬,看到同学们对她微笑,小张不知所措,不知道该微笑还是不该微笑,最后只是牵动了一下嘴角。由于紧张,她不敢抬头正视大家,憋了半天,只说了一句“我叫小张”,就慌乱地走回座位,结果碰到了椅子,还差一点摔一跤,引得同学们笑了起来。小张对自己失望极了,满脸通红,心想:我只要学习好、成绩好就行了。与人打交道太累,一辈子不与人来往才好。

【方法与过程】

将同学分成若干小组,每组设召集人一名、记录员一名。各组在召集人的组织下思考、讨论、回答以下问题,之后每组派一名同学汇报讨论结果。

(1)小张的紧张和慌乱是什么原因造成的? 你或你的同学有没有类似的经历? 后来怎样了?

(2)人的一生真的能做到老死不相往来吗?

(3)人际沟通能力对一个人有何意义? 只要聪明、学习好就一定会有成就吗?

【小结】

老师归纳学生交流发言的主要观点并进行点评。结合日常生活中学生在人际沟通和人际关系方面存在的类似问题,指出今后的努力方向。

2. 人际关系案例讨论

【目的】联系生活实际,加深对人际关系理论的理解。

【准备】

（1）用物准备：将若干课桌拼成会议桌形式，用于讨论。

（2）学生准备：复习人际关系理论知识。

（3）案例准备：假设你从某市卫生系统的网站上看到一家综合医院的招聘医护人员启事，通过积极努力，你顺利通过理论考试和临床操作考试。然后，你按照通知规定的时间到人事科招聘办公室外面等候面试。15分钟后轮到你进行面试，突然从外面匆匆走进一个年轻人，看样子也是来参加面试的。当人事科秘书准时喊你的名字时，你还没有回答，那位年轻人起身并向秘书说他很忙，要先参加面试。这时，你应该怎么办呢？以下有三种选择方式：

（1）你失望地重新坐下，一声不吭，忍受着不公平的待遇和不礼貌的举动，等待秘书再来叫你。

（2）你坦率而有礼貌地对秘书说，你已经在外面等候了一刻钟，只是为了如约准时参加面试，并不想抢在别人前面。你相信现在走进办公室同人事科长面谈的是你而不是别的什么人。

（3）你情绪激动，对秘书大声说，受到如此待遇令人难以忍受，还指责这家医院的工作作风不好，不要这个工作了。说罢，不等秘书答话，瞪了那个年轻人一眼，便愤然离去。

【方法与过程】

分小组进行讨论，说出你的意见，指出上述三种不同方式反映的人际关系类型。

【小结】

老师归纳总结，给出问题的参考答案。

（吴长勤）

# 第二章 护理工作中的语言沟通

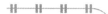

本章PPT

## 能力目标

1. 掌握护理语言沟通的原则、护患交谈中的技巧;熟悉交谈的类型与层次;了解语言沟通的概念与类型、交谈的概念与特点、交谈的过程。

2. 能正确运用语言沟通技巧,在护理工作中建立良好的人际关系。

3. 具有日常沟通的基本能力,获得交往活动的成功。

语言是人类最重要的沟通工具。语言,是在满足人类的社会交际需要的基础上而产生、存在和发展的,它是维系人际关系的纽带,是人类交往的工具。西方医学之父希波克拉底早在公元前400年说过,医学有两件东西可以治病,一是药物,二是语言。在护理工作中语言是沟通的钥匙,护理人员通过语言沟通采集病史、收集资料、核对信息,进行心理护理健康教育等。可以这样说,语言沟通贯穿于护理工作的始终。

## 第一节 护理语言沟通概述

### 情境导入

患者乙走进来说:"张护士,刚刚发药时我不在,我去厕所了。"

张护士未抬头看患者,只顾忙手头的事,说道:"你没看到我正忙着呢,等着! 一会儿我给你送去。"张护士自言自语:"发药时间到处乱跑,真麻烦!"

患者乙沉默片刻,转身回病房。此后,护士忙于写交班报告,转抄医嘱记录,完全忘了送药之事。

患者乙再次来到护士工作站说:"张护士,晚上的药怎么还不给我送去!"

张护士不耐烦地说:"等会儿,你没看见我忙到现在?"随后她小声嘟囔:"真烦! 添什么乱!"

患者乙说:"我已经等了1个多小时了! 你再忙,也不能耽误我吃药啊!"

张护士说:"你说什么? 谁耽误你吃药了? 责任弄清楚,发药时间你为什么乱窜?"

患者乙说:"我乱窜? 你这小护士,怎么这么说话?"

（两人你一句，我一句，越吵越激烈。）

思考：1. 如果你是患者遇到以上语言沟通很差的护士心中有何感想？

2. 张护士应如何与患者沟通？她的语言运用应符合护理语言沟通的哪些原则？

## 一、语言沟通的概念

语言沟通（verbal communication）是指沟通者出于某种需要，运用有声语言或书面语言传递信息、思想和情感的社会活动。主要是以语词符号为载体来实现沟通的，包括口头沟通、书面沟通和电子沟通等。语言沟通和非语言沟通的选择要根据环境、对象、事项等一系列因素来进行衡量。在正式沟通中，语言沟通最常用，它可以更直接、更迅速、更广泛地获取信息、传递信息、交换信息。

## 二、语言沟通的类型

语言是人类社会的产物，分为有声语言（即口头语言）和有形语言（即书面语言）两种形式。因此，语言沟通可以分为口头语言沟通与书面语言沟通。

### （一）口头语言沟通

口头语言沟通（oral language communication），是指利用有声的自然语言符号系统，通过口述和听觉实现的信息交流，也就是人与人之间通过对话来交流信息、沟通心理。口头语言沟通是使用历史最久、范围最广、频率最高的语言交际形式，是书面语言产生和发展的基础。

**1. 口头语言沟通的优点**

（1）信息传递范围较广：借助口头语言交际符号进行的交际活动，可以与多人进行沟通，如集体谈心、做报告、演讲等。

（2）信息传递速度较快：口头语言沟通省去了书写或打字印刷递交的所有手续，可以直接传递信息给对方，此较书面语言沟通的传递速度快。

（3）信息传递效果较好：口头语言沟通多是面对面开展的，交际主体利用口头语言交际符号进行交流的同时，还可以借助诸如手势、表情、姿态等生动形象的非口头语言交际符号来强化、丰富想传递的信息内容，提高信息传递和交流的效果。

（4）信息反馈较快：口头语言沟通是一种直接的交流方式，信息接收者可以向信息发出者直接提出问题，对其发出的信息表达意见，也就是说，信息发出者能够及时得到信息接收者对该信息的反馈。

**2. 口头语言沟通的局限性**

（1）信息易被曲解：口头语言所载荷的信息是借助声音符号进行线性输出，一般为一次性的。信息接收者有时会因漏听、误听而使信息接收不完整、不准确。如果再加上沟通过程的中间环节，就更容易造成信息失真。日常生活中的许多流言蜚语多是这样产生的。

Note

（2）信息保留时间短：口头语言交谈如果不录音留取资料，其传递的信息只能凭借记忆来维持，一旦有争议，口说无凭，难以核实。

（3）信息易受干扰：口头语言传递信息易受外界干扰或空间条件的限制，语音传递的距离有限，如果周围环境嘈杂、空间过大、人数过多、缺乏扩音设备等，都会使沟通出现困难。

（4）难做详尽准备：进行口头语言沟通时，交际主体的现场意识感较强，无法做出周密严谨的准备，主要是依据对方的信息反馈，随时变换表达方式，调整发问和应答的内容，因此容易出现疏漏。

**3. 口头语言沟通的表达形式**　口头语言沟通虽然都是说话，但说话与说话之间又有不同。语言学家将口头语言沟通分为述、说、讲、谈四种类型。

（1）述（express）：陈述、复述。说话人只要把一件事情或一个道理陈述清楚，讲明白，把必要的信息传达出来即可。"述"是训练其他三种口头语言沟通能力的基础。在教儿童学母语、学生学外语时，常用复述训练。

（2）说（say）：一般的口头表达。"说"可以是简单的重复，也可以是个人独白。说与讲、谈的最主要的区别是后两者都有一般意义上的听众，而说却不一定有听众。

（3）讲（speak）：一种比较正式的口头语言沟通形式。"讲"一般是有准备的，且多是有听众的，如讲课、演讲、做报告等。

（4）谈（talk）：交谈、对话。谈是口头语言沟通中使用频率最高、最能体现沟通能力的一种重要的表现形式。因为在"谈"中可以有述、有说、有讲。在交谈中沟通双方不断变换角色，这种互动过程更能体现一个人的沟通水平。护患沟通中最主要的口头语言沟通方式是交谈。

（二）书面语言沟通

书面语言沟通（written language communication）是用文字符号进行的信息交流，是对有声语言符号的文字标注和记录，是有声语言沟通由"可听性"向"可视性"的延伸和扩展。书面语言是在口头语言基础上形成的，即口头语言是第一性的，书面语言是第二性的。人类口头语言的历史比书面语言的历史长得多，到目前为止，世界上仍有很多语言只有口头语言而没有书面语言。同时，书面语言又是口头语言的发展和提高。书面语言沟通是人际沟通中较为正式的形式，书面语言沟通的形式也很多，如通知、文件、书信、报刊、记录、论文等，可在很大程度上弥补口头语言沟通的不足。

**1. 书面语言沟通的优点**

（1）沟通范围扩大：使用书面语言沟通可以扩大信息交流的范围，使人类的交际活动摆脱时空的限制，相隔万里的人们可以以文会友，互通信息，切磋技艺。

（2）信息较为准确：使用书面语言沟通时，人们可以深思熟虑，有充足的时间推敲准备，组织想表达的信息内容，因此发出的信息逻辑性强，条理清楚，也更为准确。

（3）信息长期存储：书面语言具有有形展示、长期保存以及可作为法律依据等特点。对于传递复杂信息，显得尤为重要。

（4）信息易于复制：书面语言沟通的内容易于复制、传播，十分有利于大规模传递信息。

**2．书面语言沟通的局限性**　使用书面语言沟通时,对交际主体的语言文字水平提出了必要的要求,交际效果往往受制于交际主体的文字修养水平。书面语言沟通的局限性在于其传递信息不如口头语言沟通及时、便捷,同时信息接收者对信息的接受和反馈也较慢。

**3．书面语言沟通与口头语言沟通的差异性**　由于书面语言沟通与口头语言沟通的信息载体不同,故形成了两种不同的表达风格,甚至有较大差别。一般情况下,口头语言沟通用词通俗,结构松散,句子简短;书面语言沟通用词文雅,结构严谨,句子较长。口头语言沟通灵活易变,而书面语言沟通相对稳固保守。

## 三、护理语言沟通的原则

护理工作者的语言不仅要有优美的"外形",还应该有适当的"内容"。它是我们内心世界的自然流露,是真诚的,它充分表现着对生命的敬重,对患者的关爱。护士在与患者进行语言沟通过程中,应遵循以下原则。

（一）实用性原则

一方面,护士与患者的语言交流,是目的性非常明确的交流,这决定了护士必须讲求实用,注重口头语言沟通的效率。另一方面,医院里,护士的工作多且杂,这也使得我们不得不尽量在单位时间里提高口头语言沟通的效率。护理语言沟通的实用性体现在以下几个方面。

**1．考虑患者疾病康复的需要**　考虑患者疾病康复的阶段性因素,在哪个阶段,进行哪个阶段的交流。如对刚入院的患者,交流的重点应放在搜集信息材料上;而对已经稳定下来的患者,主要是引导其积极配合治疗和康复;对将治愈离开的患者,则重在使其学会在今后的生活中积极关注健康,预防复发等。

**2．考虑患者自身特殊性的需要**　护士的服务对象,来自四面八方,有着地域、民族、家庭、社会地位、经济条件、文化修养诸多方面的不同,他们对疾病知识的需要各有不同,对护士语言的理解能力各有不同,这就需要我们必须对不同的人采取不同的说话方法,只有"因人施护",才能让语言真正有用。

**3．考虑医护人员本身搜集信息的需要**　口头语言沟通的一个非常重要的作用是通过交流获取信息和制订相应医护措施。因此要注意积极开启话题,引导话题,把话题往实用的目的上引。不管是信息搜集还是心理抚慰,都不能东一榔头西一棒子,漫无目的,信口开河。

（二）科学性原则

**1．说话讲究科学性**　护士的口头语言应该是对护理程序、护理效果、疾病转归深刻了解后的话语。因此,说话时应该懂行且自信,让患者产生温暖可信赖的感觉。那种神神道道的故弄玄虚,不负责任的空头许诺,都是不符合科学性原则且容易引发医护纠纷和事故的。

**2．通俗易懂**　应用尽量通俗易懂的解释方法,将专业性很强的医护知识传达给服务对象。避免用过于专业化的技术名词,过于抽象的论述。在课堂上学到的一些专业术语,患者及其家属并不熟悉,如果专业术语过多,一方面让别人费解,另一方面也增加了相互间沟通的距离,对工作是非常不利的。

3. **保护性的特殊要求**　随意泄露患者隐私是违背道德原则的。护士作为患者权益的维护者,应该从满足患者需要出发,尊重患者的生命价值和人格尊严,维护患者权利,保护患者隐私,涉及患者身体隐私部位的问题、患者不宜被外人知道的病史问题、生理缺陷问题、特殊经历问题、疾病转归问题等都属于应施以保护的问题。有时医护工作中还要在不违反患者知情权的情况下用少数"善意的谎言",这都是保护性的特殊要求的体现。

### (三)情感性原则

护理语言情感性的要求体现在以下几个方面。

1. **以轻柔温馨为基调**　一般而言,语调要轻柔一些,语气要温和一些,速度要慢一些,音量要小一些,适当配合手势、身姿与表情。

2. **善于自我控制**　人非草木,谁都会有情绪波动的时候,然而一旦进入工作状态,要善于激发自己的积极情感,避免消极情感,实行自我控制。只有进入愉快冷静的护士角色之中,才能产生同情、尊重、信任、关心患者的情感。

3. **从患者需要出发**　虽然我们要求护士在工作中使用普通话表达,不要使用自己的方言,以免患者听不懂或听不清而产生误会。但是如果遇见同乡的患者,使用方言更便于工作,护士也可以在不违反医院文化规定的前提下,采用患者所在地的方言,以便减少交谈中的困难,增加感情。

4. **使用文明用语**　文明用语的使用不仅可以衡量出护士的文明修养,更有利于患者从自己的尊严感中体会出对生命的热爱和追求,增强康复的信心。例如,称呼患者时不能以床号或"喂""你"等替代;应答过程中应该前有"请",后有"谢",多说"对不起""抱歉";请求协助时多用"劳驾""添麻烦了""不好意思";回应感谢时多说"不敢当""不用谢""这是我们应该做的"等。最忌讳的是人家一说谢,就顺着竿子往上爬,为自己邀功请赏,这是人文素质缺乏的表现。

**知识链接**

#### 医院沟通禁用语言

对不起,这是我们医院的规定,我也没有办法。

这事不归我负责,你该找谁找谁去。

你没有看见我现在很忙吗?

你必须……

这是不可能的……

你可以去投诉,医务处向前走左转,……在前边。

我们向来都这么做……

那不关我的事……

你没钱我也没办法……

你去找××去……

为什么才来,都是你耽误了……

# 第二节　交　　谈

## 情 境 导 入

　　李某,男,22岁,是一位速滑运动员,成绩很好,在一次比赛过程中突然摔倒,导致小腿胫骨骨折。今天医生给他的腿进行了小夹板固定,在医生操作过程中李某的情绪一直很低落,而且总是挑医生的毛病,不是说这儿弄疼了就是那儿弄疼了。"看你,怎么搞的,弄得我这么疼……"

　　小夹板固定后,护士小张走进病房与这位患者交谈了起来。"你好,李先生,我是你的责任护士,我姓张,你叫我小张就行。我们谈谈好吗?"患者瞥了小张护士一眼,说:"你就是我的责任护士呀,我以为没人管我呢?"小张说:"怎么会呢,我知道你心情很不好,咱们年龄相仿,有什么烦恼对我说说行吗?"

　　思考:张护士应如何与患者交谈?

　　交谈是靠语言、非语言和倾听艺术构成的一种现代文明社会的沟通方式,是谈话双方加入的、双向的语言互动过程。护士在为服务对象提供各种护理服务时,必须随时与服务对象进行交谈,如通过交谈收集资料,从而发现问题所在,了解问题实质,进行护理诊断;通过交谈提出解决问题的办法和建议,征求患者对护理措施的意见,以帮助服务对象做出合适的决定;通过交谈取得患者对护理干预的理解和合作;通过交谈解决患者的健康问题并与患者共同评价护理效果;通过交谈对患者进行卫生健康宣教等。因此交谈是医护工作中最常用的沟通方式,是护士为服务对象解决健康问题的重要手段。

## 一、交谈的概念与特点

### (一)交谈的概念

　　交谈是最常用的人际沟通方式。它是由两个或者更多的人通过有声语言的交流,同时辅以态势语如有声的副语言如笑声、叹息、呻吟,以及无声体语如表情、眼神、体距、肢体动作等,共同完成的人际沟通。人们可以通过交谈来介绍、汇报、核对、说服、解释、宣传等,达到沟通的目的。

### (二)交谈的特点

**1. 综合性**　交谈往往是面对面的,在这种面对面的沟通中,听、说双方能够清楚看到对方的表情,听到对方的语音,观察到对方情绪的微妙变化,感受到对方的需求,并及时做出应答。多种感觉器官的共同参与,使交谈的过程生动形象,参与交谈者必须积极互动、听说兼顾,使信息得到快速传递和及时反馈。这使交谈体现出极强的综合性。

**2. 随机性** 交谈的话题灵活,无论是有直接目的的交谈还是无目的的闲聊,交谈双方总可以随机应变,随时转换话题,根据当时的情况对谈话内容进行灵活调整;交谈一般不受环境的限制,对谈话场所没有特殊要求,只要是允许,随时可以展开交谈;交谈的时间可长可短,视双方目的达成度灵活掌握。

**3. 口语化** 交谈中使用的沟通手段主要是口头语言,所以在语言表达的形式上讲究口语化。具体体现:在语言的选用上要求使用通俗易懂的大众化词语;在句式的使用上短句多,长句少;直接形象的描述句多,抽象严密的论述句少;依赖环境形成的省略句多,语法结构严格的完整句少;在修辞上一般不作刻意的修饰。除非有特殊的要求,一般不宜采用含蓄委婉的修辞手法来刻意营造言外之意;常借助语言环境中的综合因素如特定时间、特定场合、周围事物的变化来辅助语言表达。

## 二、交谈的类型与层次

### (一)个别交谈与小组交谈

根据参与交谈人员的数量分为个别交谈和小组交谈。

**1. 个别交谈** 个别交谈是指在特定环境中两个人之间进行的以口头语言为载体的信息交流。个别交谈的形式多样,内容广泛,随处可见,随时可读。交谈的内容主要是双方感兴趣的话题,要求表达者有心,理解者有意,心与意契合,方能获得成功。现实生活中的护患交谈、医患交谈、父子交谈、师生交谈等均属于这种类型。个别交谈气氛一般比较轻松,信息的传递、理解、反馈直接而顺畅,容易达到目的。

**2. 小组交谈** 小组交谈是指三人或三人以上的交谈。为了保证效果,小组交谈最好有人组织,参与人员数量最好控制在 3～7 人,最多不超过 20 人。如果参与人员过多,会无法在有限的时间内达到充分交流和沟通的目的,无法清楚表达个人的思想和意见。小组交谈能否成功,取决于交谈者的态度是否真诚、坦率、平等,是否给对方发言的机会。在护理工作中,小组交谈一般可用于进行健康指导、宣读住院须知、介绍医院规章制度或了解几位患者的病情等。

### (二)面对面交谈与非面对面交谈

根据交谈的场所和交谈双方接触的情况分为面对面交谈与非面对面交谈。

**1. 面对面交谈** 面对面交谈是最常见、传统的交谈方式,交谈双方同处一个空间,均在彼此视觉范围内,它综合利用声音、环境、空间距离、身体语言、及时反馈等因素,及时有效地沟通。护患交谈多采用此种形式。

**2. 非面对面交谈** 电话、网络交谈是无须面对面的异地对象间的交谈,它借助通信设备,通过音、视频传输进行。在非面对面交谈时,交谈双方可不受空间和地域的限制,也可以避免面对面交谈时可能发生的尴尬场面,使交谈双方心情更加放松、话题更加自由。在护理工作中,护士对家庭患者的电话指导,对已出院患者的电话随访,都能及时有效地起到健康宣教、心理咨询、康复指导的作用。

### (三)一般性交谈与治疗性交谈

根据交谈的主题和内容分为一般性交谈和治疗性交谈。

**1. 一般性交谈**　一般用于解决个人或家庭的问题。交谈的内容比较广泛,一般不涉及健康与疾病问题。交谈者可以根据交谈对象选择话题,也可以根据话题选择特定的交谈对象。如候车闲聊时,可以不选择交谈对象;而在择业咨询或倾诉情感问题时则需要选择交谈对象。

**2. 治疗性交谈**　为帮助患者了解自身存在的健康问题,并主动克服身心障碍,从而达到减轻病痛、促进康复所进行的交谈称为治疗性交谈。治疗性交谈是护士为患者提供健康服务的手段,目的是为患者解决健康问题,注重并强调发展护患之间的支持性关系。

### (四)交谈沟通的层次

根据交谈双方相互间关系及信任程度,交谈沟通有不同的层次。

**1. 一般性交谈**　一般性交谈是最低层次的沟通。一般都是使用社交应酬式交谈、寒暄式交谈,话题表浅。如"你好,忙啊?""下班了?(明知故问)""今天天气真冷!""吃饭了吗?""有空来家坐坐。"通常可通过一般性交谈打开话匣进行深一层次的交谈。

**2. 陈述事实**　陈述事实是一种只罗列客观事实的说话方式,不加入个人观点和感情,不涉及人与人的关系。如"昨天李医生给我做了手术""今天我仍然肚子痛""上午张医生给3床王某胸穿时,患者面色苍白,血压下降,进行抢救"。在陈述事实的过程中不做任何评价。

**3. 交流看法**　这一层次的交谈是交换分享个人的想法和判断。当一个人开始以这种方式沟通时,说明他已经在建立相互关系的过程中有了一定的信任感。因为这种交流方式必须将自己的想法和判断说出来,并希望与对方分享,引起共鸣或得到对方的认可、同情。如患者可能会向护士提出某种要求和意见,"我的肚子痛了这么久还没好转,会不会是医生误诊了?""是不是因为张大夫技术不高才导致那个患者在胸穿过程中发生意外?"在此阶段,要充分让对方说出自己的看法,不能流露出不赞同、反对,甚至指责、嘲笑,否则,对方将会隐瞒自己的真实想法,不利于互相了解。

**4. 分享感觉**　这个层次的交流只有在相互信任,彼此无戒心,有了安全感的基础上才能做到。这时交谈者认为与对方交流对自己有好处,告诉对方自己内心深处的想法不会有害处,起码不会到处说。因此很愿意告诉对方有关自己的信念以及对过去或现在一些事情的反应,这种分享是有利于身心健康的。要达到这个层次的交流,关键是建立信任感。

**5. 沟通高峰**　这是互动双方达到一种完全一致的状态,产生高度和谐的感觉,其至不用对方说话就知道他的体验和感受。这是沟通双方分享感觉程度最高的层次，也是沟通交流所达到的最理想的境界。这种感觉往往是短暂的，常常在第四个层次沟通时自然而然地产生。

### 三、交谈的过程

虽然不同情况下的交谈内容、时间人物都不相同，但都有一个起动阶段、展开主题阶段和结束交谈阶段。

#### (一)起动阶段

在交谈的起动阶段，所说的一般都是一些平常的话。其主要作用是为切入主题做铺垫。通过起动，为后面的主题确立一个谈话的基调，调动起对方说话的热情。起动阶段常用的谈话方式是寒暄、搭讪和闲聊。

**1. 寒暄**　寒暄是社交中双方见面时相互介绍、问候、谈天气冷暖之类的应酬语言，是社交场合中不可缺少的礼仪和媒介。把寒暄理解为虚伪和献殷勤是不恰当的。"您好!""吃过饭了吗?""出来散步?""最近身体怎么样?"这样的话，常常是交往中为了制造融洽气氛，避免见面时彼此难堪的沉默使用的开场白，一般不含信息交流意义。只需应和，也不必多花心思去思索人家是不是要探听什么隐私。

在医患关系中，几句寒暄话语，可使感情逐步靠拢，成为进一步深谈的桥梁和纽带。一声"您感觉好些了吗?""今天感觉怎么样?""今天天气不错，是吗?"可以成为引玉之砖，使双方心灵产生共鸣。这些话看似简单，实际上很容易让患者在疾病困扰、身体和精神承受打击的时候感到自己存在的价值，以及别人对自己的尊重和在意。患者也许会想:既然医护人员都那么在乎我的感受，表现出对我的友善，我又怎么能不开朗一些，积极配合他们进行治疗呢?

**2. 搭讪**　搭讪是想与某人接近而凑过去主动找话说。当你在旅途中想要排遣无聊寂寞时，当你在陌生的环境和人群中想要找到心理上的支撑、排遣紧张时，当你抬头看到一张张陌生的面孔、想要打开社交的缺口时，就用得上搭讪了。虽然只有简单的几句话，但对涉世未深、缺乏社交经验的人来说，这也并非易事。常用的搭讪方法有以下几种。

(1) 从自我介绍入手，为正式交谈做铺垫:可介绍自己的姓名、职业、用自己的真诚引出对方的应答。现代人在社交场合中还常以递送名片的方式进行自我介绍。递和接名片都有一定的礼仪要求。使用自我介绍时要注意因人而异，该递才递，注意信息安全。

(2) 以关心对方为契机，接近对方:如在旅途中，你喝茶吃零食，不妨来一句"一起吃点吗?"这一方面是对自己行为的一种解释，也是礼貌地接近对方的一种表现。

(3) 用一些寒暄式的问候试探对方，希望对方接过话头，顺势扩大交谈内容。

(4) 以旁边人的谈话或周围发生的事情作为谈话的引子，甚至以赞美对方服饰、形象作为彼此接近的"跳板"，使对方打开话匣，进入交谈。

在搭讪时要注意,语言要自然贴切,富于过渡性,不要让对方有被盘查的感觉。若搭讪让人觉得唐突,别人也会愣在那里不知所措。当双方通名报姓后,一定要记住对方的姓名,以表示你对他的关注和重视,因为一个人最注重、最宠爱的记号往往就是自己的名字,几乎所有的人对别人如何称呼自己都十分敏感。亲切地呼名道姓,能让对方感到快乐欣慰,对你产生极好的印象。

**3.闲聊**　通过闲聊,一方面可以获得一些有用的信息,另一方面可以使对方心情放松,态度缓和,能很好地引入正题。护理人员与患者的聊天,能够拉近护患间情感上的距离,患者也易于从闲谈中真实地反映某种情绪和要求。有的人对正式严肃的交谈十分拘谨、小心甚至回避,从闲谈入手则可消除其紧张情绪,在不知不觉中达到交谈的目的。但闲谈要注意内容健康,不能传播小道消息,捕风捉影,拨弄是非。

(二)展开主题阶段

这是交谈的实质性阶段。交谈的主要内容是通过这个阶段得到切入、展开、强调和交流。交谈的主题,视具体情况而定。如护士对新入院患者,以介绍环境信息、收集病情资料为主;对久病患者,以心理沟通、康复技术的传授、治疗情况的检查和疗效的反馈为主;对主管医生,以汇报患者情况、协调医护工作为主;对相关科室同事,以寻求帮助、讨论解决问题的办法为主。

以护患交谈为例,其主题无非是帮助患者治疗和预防疾病,以促进健康、提高生活质量。常见的护患交谈内容分评估性内容和治疗性内容两类。

**1.评估性内容**　此类交谈的目的主要是收集关于疾病和患者的信息资料。主要包括患者主诉的疾病症状,各项健康指标,既往病史和目前的健康问题,心理和精神状况,家族史,遗传史,生活自理能力,生活习惯等。交谈时应认真地捕捉患者话语所表达的准确信息,分析问题所在,正确估计病情,以便为诊断和治疗提供可靠依据。

**2.治疗性内容**　此类交谈的目的是为患者解决面临的医疗护理问题,如帮助患者认知所患疾病,分析其成因、发展和转归,介绍医护过程中采用的药物和技术手段,说明需要患者配合的问题,提示康复过程中需要注意的问题,鼓励患者积极参与到治疗和护理过程中,改变过去不利于健康的生活习惯,建立新的健康的生活方式。

(三)结束交谈阶段

凡事善始还需善终,交谈的结束也应恰到好处。当重要的信息得到交流之后,就应考虑抓住时机结束谈话。此时,应对之前的重要信息进行简要的归纳和强调。归纳的条理应清晰,语言应准确明白,不要太哆嗦,态度要肯定。当主要内容已经完成,不妨谈一些必要的客气话作为结束语。如"与你交谈真高兴!""谢谢您的支持!""给您添麻烦了!""让您费心了!"等。最后别忘了询问"还有别的什么事没有?""还有没有什么可以帮您?""回头我再来看您。"这样,可显得友好、亲切且周到。

### 知识链接

**小故事**

一位在国外的护理人员曾分享自己护理工作中的经历。

"我曾是一名家庭护士,照顾过临终期的老妇人。在此之前,一直是老妇人的丈夫在照顾她。他们的婚姻关系已维持五十多年,并且他们从未像其他老年夫妻那样分床,而是始终坚持同床入眠。然而现在,老妇人只能孤独地躺在医院的病床上。有一天,她丈夫看上去比以往更加伤心,于是我问他出了什么事情,是否需要帮助。他开始哭泣着讲述自己十分想念妻子。我建议他陪在妻子身边,可是他却害怕自己这么做会影响她的休息。我告诉他,他的妻子十分需要他的陪伴。几天后,当我再次去探视老妇人时,她已经不省人事。她丈夫提及那天与我沟通后,整个晚上他都寸步不离地陪伴在妻子的床旁,也是在那个晚上妻子在未使用任何止痛药物的情况下安然睡了一整夜。为此他非常感谢我为他提出的建议。"

# 第三节　提高护理语言沟通的技巧

## 情境导入

秦某,女,60 岁,昨日下午 5 时以急性胆囊炎急诊入院。护士测量体温 39.2 ℃,护士采用酒精擦浴进行了物理降温。患者的女儿一直守在病床旁,看护士忙碌完之后连忙问:"小李护士,谢谢你,看你累得一身汗,歇会吧。你能给我讲讲用酒精擦全身的时候有哪些需要注意的吗?"护士答道:"那我就给你说说吧。"

护士:"酒精擦浴的规范名称是乙醇拭浴,是物理降温方法的一种,通过酒精蒸发和刺激皮肤血管扩张达到散热降温的目的。"

家属:"那么酒精的浓度有没有要求呢?"

护士:"有要求的,一般是将 95% 的酒精 100 mL 加水 300 mL 配成 20%~30% 的酒精,然后用 300~500 mL 进行擦浴。"

家属:"怎么个擦法呀?"

护士:"要用纱布蘸配制好的酒精液体有规律地进行擦浴,千万不要乱擦。一般先从脖子擦到胳膊外侧再到手背,然后再从大腿根部擦到脚踝、足背……"

家属:"那好,我也会酒精擦浴了。"

护士:"还有呢,胸部、腹部、后颈部和足底不能擦,否则可能会引起不良后果。"

思考:1.护士在与患者交谈中使用了何种交谈技巧?

2.如何养成良好的语言沟通习惯?

## 一、护理工作中的倾听技巧

交谈是一个双向交流的过程,既要有说话的技巧,也要有倾听的技巧。曾经有人说,如果语言可以得天下的话,倾听则能够守天下。苏格拉底也曾说过,自然赋予我们人类一张嘴,两只耳朵,也就是让我们多听少说。在语言沟通中,如果把听、说、读、写按百分比计算的话,它们的比例分别是 53％、16％、17％和 14％。这些都说明了倾听的重要性,倾听是护士必须掌握的一项重要的沟通技巧。

(一)倾听的含义

倾听(listen attentively),是指全神贯注地接收和感受对方在交谈时所发出的全部信息(包括语言的和非语言的),并确定其含义和对此做出反应的过程。可见倾听不同于一般的听或者听见。倾听不仅要集中精力听对方说话的内容,同时还要注意其声调、频率、面部表情、眼神、身体姿势等非语言行为,也更注重情感因素,即通过听其言、观其行而获得全面的信息。因此,倾听是护士将患者发出的信息整体接收、感受和理解的过程。

(二)倾听的策略

走进患者内心世界的第一步就是认真倾听。在陈述自己的想法之前,先让对方畅所欲言并认真聆听是解决问题的捷径。《语言的突破》一书的作者戴尔·卡耐基说过,当对方尚未言尽时,你说什么都无济于事。这就是说在对方尚未达到畅所欲言的状态时,对任何劝说都无动于衷。

**1.主动倾听**　主动倾听即理解性倾听,是改变接听被动性的策略。其具有以下特点。

(1)目的明确:一个优秀的倾听者必须善于寻找他人传递信息的价值与含义。

(2)控制干扰:消除环境或行为造成的干扰,如噪声、景色等。提供安静舒适的环境,以保证谈话顺利进行。

(3)目光接触:与信息发出者保持良好的目光交流,用 30％～60％的时间注视对方的面部,以表示在真诚地倾听对方说话。不敢注视对方是羞怯的表现,有意不注视对方是冷淡的表现,只关注自己手中的工作不看对方是怠慢的表现。总之,在与患者交谈时,护士应以期待的目光注视患者,做到面带微笑,不卑不亢。

(4)姿态投入:倾听即倾身而听,听者要用身体、用心来听,把对方看成此时世界上最重要的人。以投入的姿态面对信息发出者,护士在与患者交谈时要面对患者,与对方保持适当的距离,身体稍向对方前倾保持放松,倾听时表情不要太过丰富,手势不要太多、动作幅度不要过大,以免患者产生畏惧或厌烦心理。

(5)及时反馈:给信息发出者适时、适度的反馈。如微微点头、轻声应答如"嗯""哦""是""知道了",以表示自己正在注意听,不要随意发笑或频频点头赞同,因为这些行为会让对方产生轻浮和虚伪的感觉。同样,护士向患者说话时,可采用目光接触、简单发问等方式探测患者是否有兴趣听、是否听懂等,以决定是否继续谈下去和如何谈下去。这样能使谈话双方始终融洽,不致陷入僵局。

(6)判断慎重:在倾听时不要急于判断,至少不要在刚开始交谈时就下结论,如"您的病情没有加重,您认为加重了那是您自己的幻觉"等类似匆忙的判断,这样会使患者不愿再多说下去。应让对方充分诉说,以便全面完整地了解情况。

(7)耐心倾听:患者说话时,护士不要随意插嘴或打断对方,因为这些行为都是不礼貌的举动,一定要等患者把话说完以后再说。

(8)综合信息:根据信息的全部内容寻找信息发出者谈话的主题,注意患者的非语言行为,仔细体会"弦外之音"和"言外之意",以了解患者的真实想法。

**知识链接**

### 学会倾听

从今天起,让我们学会倾听吧!

用心去倾听——每一颗心灵流露出来的心声。

老师的教导、父母的唠叨、朋友的倾诉……

不管是对与错、美与丑、伤感或欢乐,

都要细细地思量与品鉴……

从今天起,做一个善于倾听的人!

让我们面带微笑,

心灵静静地、目光清澈地注视着对方,

摒弃我们的傲慢与急躁,

微微前倾你的身姿,距离拉近的一刹那……

你定会听到心与心的碰撞声,那般清脆,宛若风铃。

**2. 核实** 核实是指在倾听的过程中,为了验证自己对内容的理解是否准确所采用的沟通策略,是一种反馈机制,体现了高度负责的精神。核实也可以使患者感觉到护士在认真倾听自己谈话,产生被尊重的感觉。核实时应保持客观的态度,不应加入任何主观判断和情感。核实主要有重述、改述、澄清以及归纳总结四种方式。

(1)重述:把对方的话重新叙说一遍,要注意重点重述关键内容,但不加判断。重述包括患者重述和护士重述两种情况,即要求患者将护士说过的话再重复一遍或护士重复患者说过的话,以确定自己的理解是否正确。同时,重述也表示信息接收者在认真倾听信息发出者的叙述,从而加强了对方继续说下去的信心。如患者说:"我已经3天没解大便了,感到肚子胀……"护士重述说:"您刚才说您已经3天没解大便,感到腹胀……是吗?"

(2)改述:又称意译,指护士把患者的话改用不同的说法叙述出来,但意思不变,或将患者的言外之意说出来。如患者说:"小李护士是刚毕业的吧,她打针的手法挺生疏的。"护士说:"您的意思是说小李的操作手法不熟练吗?"

(3)澄清:将对方一些模棱两可、含糊不清或不完整的陈述讲清楚,以求获得更具体、更明确的信息。可以用下列话语来引导"据我理解,您所说的是……是吗?""您刚才的话,是这个意思吗?……""……我可以这样理解吗?"或"对不起,我插一句,再说一遍你一天几次小便好吗?"

(4)归纳总结:用简单、概括的方式将对方谈话的主要意思表达出来以核实自己的判断。在归纳总结时,也可将对方的谈话聚焦在关键的问题上,以进一步获得所需的信息。如护士说"您刚才说了那么多,其实就是不想做手术,想先用药物治疗,是吗?"

**3. 回应**　回应是指在交谈过程中信息接收者对信息发出者谈话内容的反应,在交谈的过程中,如果信息接收者只是被动地听,可能会让对方认为信息接收者对他的谈话内容不感兴趣,对彼此的交谈不够积极。因此护患交谈时,护士要对患者的谈话给予及时的反馈,并提出相关的问题。如果护士注意力不集中,思维速度跟不上患者的语速,谈话过程中总是让患者重复,这样既耽误时间,又容易伤害患者的自尊心,不利于护患关系的建立和发展。

(1)恰当的回应方式:对患者的谈话内容给予明确表示,如正在听或已经听明白了;这种表示可以通过点头、微笑、鼓励的目光等非语言沟通传递,也可以直接对患者说"我明白了! 您接着往下说。"或"哦,是这样,还有什么吗?"恰当地回应可以让患者感到护士的关心体贴,有利于继续交谈。

(2)不正确的回应方式,主要有以下几种:一是过于肯定,不留余地,如"手术肯定没有问题,您放心";二是过于直率和不恰当的坦诚,如"您的病已经到晚期,目前医学上还没有好办法,您就死心吧";三是过分回应,如对患者的谈话表现出过分地热情,过分地肯定、鼓励等。虽然有的回应也能鼓舞患者,但更容易让患者产生怀疑,有时甚至埋下纠纷的隐患。如新入院的患者对医院十分陌生、恐惧,护士为了缓解患者的紧张情绪说,"你别担心,住进医院就像回到家里一样,您有什么事尽管说,我们都会帮您解决。"护士的出发点是好的,但回应的话语却不妥当。不能对患者做出不负责任的承诺,因为一旦不能满足患者的某种需要时,就容易因为护士的不恰当的承诺引发护患纠纷。

## 二、护患交谈中的语言技巧

### (一)开场技巧

良好的开场会给患者良好的第一印象,而第一印象会对护患交谈的结果产生较大影响。如果在护患交谈之初能营造温馨和谐的沟通氛围,建立彼此的信任,患者就会敞开心扉,坦率地表达自己的思想情感,使交谈能够顺利进行。护患交谈开始,护士应该先有礼貌地称呼患者,并向患者介绍自己,称呼语是护患交往的起点。护士称呼患者的原则：①根据患者身份、职业、年龄等具体情况因人而异，力求恰当。②避免直呼其名，尤其是初次见面呼名唤姓不礼貌。③不可用床号取代称谓。④与患者谈及其配偶或家属时，适当用敬称如"您夫人""您母亲"，以示尊重。此外，可向患者说明本次交谈的目的和大致需要的时间、交谈中收集资料的目的以及在交谈过程中希望他随时提问和澄清疑问等。

对于年轻护士特别是护生，常因不知如何开场而害怕与患者交谈，如何自然地开始交谈，可根据不同的情况采用以下方式。

（1）问候式：如"您今天感觉怎样？""昨晚睡得好吗？""昨天是周末，您家里人来看您了吗？""您觉得医院的饭菜可口吗？"

（2）关心式：如"这两天来冷空气了，要多加点衣服，别受凉了。""您这样坐着，感觉舒服吗？""您想起床活动吗？等会儿我来扶您走走。"

（3）夸赞式：如"您今天气色不错""您气色看上去比前两天好多了。""您真不简单，看过这么多书。""您的手真巧。"

（4）言他式：如"这束花真漂亮，是您爱人送来的吧？""您的化验结果要明天才能出来。""您在看什么书呢？"

这样的开场话语既可以使患者感受到护士的关心，也可让患者放松心情，消除戒备心理，然后自然地转入谈话正题。相反，如果护士一见面就说"说说，您哪儿不好？"，这样的开场话语容易让患者产生不良印象。另外，开场话语的使用一定要符合情境习惯，不可随心所欲。

（二）提问技巧

提问是收集信息和核对信息的重要方法，也是使交谈能够围绕主题持续进行的基本方法。有效的提问能使护士获取更多、更准确的资料。

**1. 提问的方式**　提问包括开放式提问与闭合式提问两种方法。

（1）开放式提问：又称敞口式提问或无方向性提问，所问问题的回答没有范围限制，患者可以尽情地去阐述、描述自己的观点和感受，护士可以从中了解患者的想法、情感和行为。虽然是开放式提问，但并非随便提问，所有的问题均应围绕主题展开。当患者回答出现偏题时，护士要能够通过适当地引导，让患者的话题重新回到主题上来。开放式提问的优点是可以获得更多、更真实的资料，缺点是需要的时间较长，所以护士和患者都要有充足的时间预算。

（2）闭合式提问：又称限制性提问或有方向性提问，其特点是将问题限制在特定的范围内，患者回答问题的选择性很小，甚至以简单的"是""否"或"有""无"来回答。通过这种方式，护士可以在短时间内获得大量信息，如患者的年龄、职业、文化程度、婚姻状态、过敏史、手术史、外伤史、输血史及疫水毒物接触史等。闭合式提问的主要缺点是谈话气氛紧张，限制了患者的回答，患者没有机会解释自己的想法和释放自己的情感，护士也难获得提问范围以外的其他信息。

**2. 提问的注意事项**

（1）选择合适的时机：不要随意打断对方的讲话，否则会让对方产生不被尊重的感觉,或被认为没有礼貌。在提问前,原则上应向对方说"抱歉,我能问一个问题吗?"

(2)选择恰当的问题:根据需要提出问题,问题不可提得太多,且最好分次提问。一次问得太多,会使患者应接不暇,难以回答,还会引起患者的反感,甚至敷衍或拒绝回答。

(3)遵循提问的原则:首先是中心性原则,即提问应围绕交谈的主要目的开展,如对一位高血压患者,护士应围绕症状、饮食、休息、用药情况以及相关的社会心理因素等来提问。其次要遵循温暖性原则,即在询问的过程中应关心患者,不是为了问问题而问问题,不应对患者的感受视而不见、漠不关心。

(4)避免过多地引导:注意在提问时不要过多地加以引导,否则难以获取真实的资料。如"您患的是××病,应该有……症状,难道你就没有这些症状吗? 您是不是觉得有这些症状?"等。

在与患者交谈时,主要采取"开放式"谈话,适时采用"闭合式"谈话,要尽量避免审问式提问。交谈过程中可根据需要酌情交替使用这两种谈话。如果患者告诉护士"我头痛"。护士回答,"吃片去痛片吧"。这样,头痛问题的谈话则无法继续。这种谈话就是"闭合式"的谈话。如果护士这样说:"哦,怎么个痛法,什么时候开始的?"或"痛得很严重吗?"这样谈话就可以继续。这种谈话就是"开放式"的谈话。如有一位第二天将接受胃切除手术的患者对护士说"我有点害怕"。护士答"你不用害怕"。谈话就此终止。这位护士可能很想安慰患者,但她缺乏语言沟通技巧,采用了"闭合式"的谈话,结果患者情感没有进一步表达,情绪没有得到释放,护士也未做心理护理,缓解患者不良情绪。

(三)阐释技巧

阐释即阐述并解释的意思。患者来到医院常常心存许多问题或疑虑,如诊断、治疗方法和反应、病情严重程度和预后、各种注意事项等,这些都需要护士运用阐释技巧给予解答。阐释有利于患者认识问题、获得信息,消除患者的陌生感、恐惧感,从而采取有利于健康的生活方式。如护士在给高热患者进行乙醇拭浴时,应主动告诉患者操作的目的、配合方法和注意事项等。

**1. 阐释的运用** 护患沟通中的阐释常用于以下四种情况。①解答患者的各种疑问,消除不必要的顾虑和误会。②进行护理操作时,向患者解释该项护理操作的目的、配合方法及注意事项。③根据患者的陈述,提出一些看法和解释,以帮助患者更好地面对和处理自己所遇到的问题。④针对患者存在的问题提出建议和指导,患者可以自己决定遵循与否。

**2. 阐释的注意事项** 护士在运用阐释时应注意以下几种情况。①尽量为对方提供其感兴趣的信息。②将自己理解的观点、意见用简明扼要的语言阐释给对方,使对方易于理解和接受。③在阐释过程中,应用委婉的语气向对方表明自己的观点和想法,虽然并非绝对正确,但对方可以选择完全接受、部分接受或拒绝接受。

(四)结束技巧

在交谈中,由于万事开头难、人们普遍重视开头,而对结束谈话,往往不以为然。

实践表明,一个不恰当的结尾往往使人失望、不快,而一个巧妙适宜的结尾则能给人留下愉快和美好的回忆。如何结束谈话其实并不简单。比如,患者没说完话,护士有事必须离开,怎么结束谈话? 双方谈兴正浓,而客观条件又不允许继续谈下去,又该如何结束? 因此,一次好的交谈,同样需要一个好的结尾。

**1. 结束交谈的时机** 护患的交谈一般都有一个很自然的终止点,即双方都觉得目的达成,话题说尽时。多表现为较长时间的沉默,此时应适时终止,不要无休止地继续下去。同时注意做到以下几点。

(1)不要突然中断交谈:结束谈话的时机一般应选在患者的话题告一段落时,护士可通过一些结束语来告知患者。如"好吧! 今天就谈到这里,以后再说好吧?"或者把话题引向较短的内容,做简短交谈后,再结束谈话。注意避免突然中断谈话,不可在双方热烈讨论某个问题时突然结束谈话,更不可在冷场之后无缘无故地离开。这些结束方式都是一种失礼的表现。如果交谈中一时出现僵局,护士应设法转移话题,缓和气氛,一定要等到气氛缓和后再结束谈话。

(2)留意对方的暗示:如果对方对谈话内容失去兴趣时,多会利用身体语言做出希望结束谈话的暗示,比如,有意地看手表、频繁地改变坐姿、游目四顾、心神不宁等。遇到这些情况,最好及时结束谈话。

(3)恰到好处地掌握时间:在准备结束谈话前可预留一小段时间,以便从容地停止。

**2. 结束方式**

(1)道谢式结束语:道谢式结束语使用的场合和对象最广泛,客气话作为交谈的结束语和告别语,在交谈技巧中具有较强的礼节性。如"谢谢您的配合(理解、帮助、支持等)!"在上下级间、同事间、亲朋好友间、左邻右里以及初次交往者之间都是合适的。

(2)关照式结束语:当护患双方达成信息沟通后,在交谈即将结束时,护士可关照患者哪些问题需要特别注意,这种结束方式体现了护士的职业情感,在护理实践中较常使用。

(3)道歉式结束语:当护士有事必须离开造成交谈提前结束时,应用道歉式结束语,如"对不起,我现在必须去……明天我再回答您的问题好吗?"

(4)征询式结束语:征询式结束语是指当交谈将要完毕时,护士向患者再次征求意见,"您还有什么意见和要求吗?"这种结束语给人以谦虚大度、细心周全的感觉。

(5)邀请式结束语:邀请式结束语的基本特征是运用社交手段向对方发出礼节性邀请或正式邀请,如"有空常来坐坐"。必要时可约定下次交谈的时间、地点、内容等。

(6)祝颂式结束语:祝颂式结束语的特点是有较强的礼节性和一定的鼓动性,常用于告别时,如"一路顺风!""路上多保重!"

## 三、护患交谈中的其他技巧

### (一)共情技巧

**1. 共情的含义** 共情这个词最早是由西多普·利普斯于 1909 年提出的,他将共情定义为感情进入的过程,即设身处地地站在对方的角度,并通过认真的倾听和提问,确切理解对方的感受,并做出恰当的反应。对于共情,许多学者有着精辟的阐述。有学者认为,共情就是关怀一个人,必须能够了解他及他的世界,就好像我就是他,我必须能够从他的眼睛看他的世界及他自己,而不能把他看成物品一样从外面去审核、观察,必须能与他同在他的世界里,并进入他的世界,从内部去体会他的生活方式及他的目标与方向。简言之,共情就是用他人的眼光来观察世界。共情不同于同情。同情是对他人的关心、担忧和怜悯,是面对他人困境时自我情感的表现;而共情是从他人的角度去感受问题、体验情感,是分享他人的感情而不是表达自我感情。

在护患沟通中,护士应站在患者的角度上,通过倾听、提问等交流方式来理解患者的感受。如术前患者对护士说:"我从没做过手术,好害怕呀!"假如护士回答:"不要害怕,主刀医生的经验非常丰富。"患者会觉得护士不近人情,心里暗想"又不是你开刀,你当然不害怕!换作你自己试试",这样显然很难达到最佳的交流效果。如果护士说:"我很理解你现在的心情。如果是我也会害怕。"这种感觉上的共鸣达到了情感上的平等、患者会接着说出具体担心的事情,并请护士予以分忧。对于患者来说,他认为自己的病痛很突出;而对于护士来说,患者有病痛是正常的事。如果护士的情感没有"移入"患者,就会缺乏对患者的同情心。

**2．共情在护患交谈中的作用**

(1) 有助于提高护患沟通的准确性:通过共情,护士站在患者的角度去理解患者的感受,才能准确、全面地获得患者的信息。共情越充分,就越能理解患者患病后表现出的一系列的心理状态。如急躁、易怒、表情冷漠、心事重重等。

(2) 共情有助于患者自我价值的保护:患者往往比常人更强烈地需要被尊重、被理解。在交谈中,如果护士运用共情策略,理解患者的感受,关心和尊重患者,患者才会感到自身存在的价值,才会积极主动地与医护人员配合,尽快恢复健康。

(3) 共情有助于护士走出自我关注:共情可以使人学会关注环境与他人,培养宽容、合作、尊重、善解人意等人格品质,在亲密的人际关系水平上,更准确地察觉和理解对方的思想和感情。总之,共情是人际交往中产生的一种积极的感觉能力,有助于护士建立良好的人际关系。

**3．护患交谈实现共情的方法**

(1) 换位思考:能以对方的角度为对方的行为寻找合理性,以期最大限度地理解并体谅对方。

(2) 倾听:不仅听取其口头语言表达的内容,还注意观察其非语言的行为,如动作、表情、声音语调,同时还需要有恰当适度的反应,表明听了并且听懂了。是否会倾听是能否共情的重要标志。

(3) 表达尊重:尊重有四个方面的内容。一是尊重对方的个性和能力,而不是凭自己的感情用事;二是接纳对方的信念和做出的选择或决定,而不是评论或试图替对方做决定;三是善意理解对方的观点和行为,而不是采取简单的排斥态度;四是以尊重恭敬的态度表达自己的观点,而不是将自己的观点强加于人。

43

## （二）沉默技巧

《荀子·非十二子》中记载，言而当，知也；默而当，亦知也。在交谈的过程中，沉默是一种特殊的语言沟通技巧，其本身也是一种信息交流，是一种超越语言力量的沟通方式，所谓"此处无声胜有声"。沉默可以给双方思考和调整的机会，并且可以弱化过激的语言和行为，缓解紧张的气氛。沉默是有声语言的延续和升华。沉默可以表示欣然默许，也可以表示保留意见甚至是无声的抗议。

**1．沉默的作用**　在护患交谈中，适当地运用沉默技巧可以有五个方面的作用：一是表达对患者的同情和支持；二是给予患者思考和回忆的时间；三是缓解患者的过激情绪和行为；四是给护士提供思考、冷静和观察的时间；五是表达对患者意见的默许、持保留意见或不认可。

**2．运用沉默技巧的时机**　在护患交谈中恰当适时地沉默，可使谈话更好地进行下去。护士沉默的最佳时间如下。

（1）患者情绪激动时：当患者愤怒、哭泣时，护士可保持沉默，给患者一定的时间来宣泄情绪。此时护士可以轻握患者的手或扶住患者的肩，真诚地面对患名，给患者以同情、支持、理解的感觉。

（2）患者思考和回忆时：当护士提出问题，患者一时不知如何回答或忘了怎样回答时，护士不要催促患者，应给予一定的时间让其思考或回忆。

（3）对患者的意见有异议时：对患者的某些意见或建议有异议时，护士可运用沉默技巧，表示不认同。

**3．打破沉默的方法**　尽管沉默有一定的积极作用，但长时间的沉默又会使双方情感分离，使谈话难以进行下去，甚至会影响护患关系，应予以避免。打破沉默的最简单方法是适时发问。

（1）转换话题：当刚才的话题不宜再进行下去时，护士可转移话题，如"来，先喝点水。""要不先去下洗手间？"

（2）续接话题：当患者说到一半突然停下来时，护士可以说"后来呢？""还有吗？""您刚才说……您接着往下说。"

（3）引导话题：如"您是否可以告诉我，您刚才谈的这个问题对您所造成的困扰？"

（4）其他方式：如"您怎么不说话了，能告诉我您现在在想什么吗？""您是不是有什么话要说？"等。

交谈不但要注意上述几种交谈技巧，还要因人因病注意变通。比如，性格急的人喜欢说话开门见山，性格慢的人喜欢慢条斯理，思维型的人喜欢语言合乎逻辑，艺术型的人喜欢语言幽默风趣，老年人喜欢语言唠叨重复，青年人喜欢语言活泼，儿童则喜欢语言滑稽一些。护士的语言要与之相适应。对急性病或很痛苦的患者，语言要简洁、深沉，给予深切的同情；对慢性病患者，语言要有鼓舞性；对抑郁型或躁狂型患者，语言则以顺从为宜。

# 综合检测

参考答案

**一、单项选择题**

1. 语言沟通的主要媒介是（　　）。

　　A. 表情　　　　　B. 眼神　　　　　C. 文字　　　　　D. 手势　　　　　E. 姿势

2. 患者，女，45 岁，入院诊断为肝癌。患者尚不了解病情且感情脆弱。工作中，护士应特别注意语言的（　　）。

　　A. 专业性　　　　B. 礼貌性　　　　C. 安慰性　　　　D. 保密性　　　　E. 指导性

3. 沟通的基本层次中最高的层次是（　　）。

　　A. 互动性沟通　　　　　　　　B. 分享个人想法、感受

　　C. 议论　　　　　　　　　　　D. 一致性的沟通

　　E. 陈述事实的沟通

4. 患者，女，50 岁，诊断为乳腺癌。得知病情后，患者情绪低落，失眠，不愿与家属交流。护士在向患者了解病情前，主动询问："您昨晚睡得好吗？今天感觉怎么样？"护士在与患者沟通时所采用的开场方式是（　　）。

　　A. 夸赞式　　　　B. 分析式　　　　C. 关心式　　　　D. 开放式　　　　E. 问候式

5. 一位护士在与患者的交谈中，希望了解更多患者对其疾病的真实感受和治疗的看法，最适合的交谈技巧为（　　）。

　　A. 认真倾听　　　　　　　　B. 仔细核实　　　　　　　　C. 及时鼓励

　　D. 封闭式提问　　　　　　　E. 开放式提问

6. 护士与一位高血压患者交谈中，当患者说道："我今天早上起床后感觉不舒服，头痛、头晕。"护士问道："您刚才是说早上起来后头痛、头晕，是吗？"此护士主要运用了交谈技巧中的（　　）。

　　A. 倾听　　　　　B. 核实　　　　　C. 阐释　　　　　D. 鼓励　　　　　E. 提问

7. 实习生小吴在倾听患者说话时，其中不妥的行为是（　　）。

　　A. 全神贯注　　　　　　　　B. 倾听过程中轻声地说"嗯"

　　C. 及时评论患者所谈的内容　　D. 保持目光接触

　　E. 适宜的距离

8. 患者，女，50 岁，诊断为乳腺癌。得知病情后，患者情绪低落，失眠，不愿与家属交流。当护士与患者谈论到疾病感受时，患者无法诉说并开始哭泣，此时护士应采用的最佳语言沟通技巧是（　　）。

　　A. 幽默　　　　　B. 小结　　　　　C. 核实　　　　　D. 沉默　　　　　E. 追问

9. 一位术前患者在和护士的沟通中，说"我从来没有开过刀，好害怕啊。"护士比较恰当的回应是（　　）。

　　A. 有什么好怕的，这里每天都有人手术。

*Note*

B.你怎么这么胆小啊,不就是个手术吗?

C.我理解你现在的心情,要是我也会害怕的。

D.怕也没用,谁让你生病呢,早干什么去了?

E.不要怕了,越怕越疼。

10.护患交谈中实现共情的方法不包括( )。

A.换位思考                  B.学会倾听                C.表达尊重

D.表现同情                  E.接纳对方的信念

**二、思考与实践**

1.黄某,38岁,患有严重的风湿性关节炎,活动不便,失去了工作,不能照顾家人。她和丈夫有三个孩子,一个女儿是她和丈夫的,另外两个小孩是他们从以前的婚姻中带来的。现在她的家庭出现了经济困难,她和丈夫不愿意寻求外界的帮助。

请结合案例,思考如何跟黄某进行交谈,需要用到哪些交谈策略?

2.齐某,70岁,被诊断为肺源性心脏病,已经入院多日。齐某性格比较倔强,耳朵背,而且说话絮絮叨叨。今天,护士小王来为他进行常规点滴,齐某见到小王就大声说:"是小王啊,你说我这病到底能不能好哇?我都住院这么多天了,钱也花了不少,怎么这病就不见好呢?是不是……"没等齐某说完,小王就说:"啥是不是的,你就安心住你的院吧,你这病是慢性病,再说你年龄那么大,能那么快就好吗。"齐某瞪大了眼睛:"你说什么?你的意思是我的病治不好了呗?"

请分析此案例中护士小王沟通中存在的问题,如果你是护士小王你会如何和患者进行沟通?

3.角色扮演

目标:分角色扮演下面的情境,并在小组内交流感受。

时间:10分钟。

材料:室内外皆可,每人一张A4大小的空白纸张。

案例:患者赵先生明天上午将接受胃镜检查,因为以前常听单位同事说胃镜检查很痛苦,所以心里非常紧张,又因不知道哪位医生给自己做,更是着急,于是,他找到小慧护士。

患者说:"我很担心明天的胃镜检查,和那些做大手术的患者相比,我的担心是否显得有点可笑?"

护士说:"不,我能理解这种担心,因为上次我父亲在接受胃镜检查前也很紧张。能告诉我您最担心的是什么吗?"

患者说:"我很担心自己因难受而不能配合好,还担心胃镜管插入后会引起出血,不知道明天是哪位医生给我做?"

护士说:"噢,您的担心可以理解,不过您尽可放心,现在的胃镜管很细。给您做检查的医生技术又很熟练,不会让您很难受的,更不会引起出血,每天都有几十位患者来做检查,几乎没有一位患者有出血现象,而且明天主任将来亲自给您做。"

患者说:"那太好了,这下我可以放心睡个好觉了。"

提示：由于护士确认了患者的担心、紧张和焦虑的合理性，并给予有效地疏导，患者解除了焦虑，平静入睡，从而为第二天的胃镜检查做了良好的心理准备。

步骤：

（1）将同学分成若干小组，每组 4～5 人。

（2）角色分配：护士、患者、观察者。

（3）分角色扮演，并在小组内交流感受。

（解红）

# 第三章 护理工作中的非语言沟通

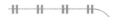

本章PPT

## 能力目标

1. 掌握护士的非语言沟通技巧、护理实践中的非语言沟通的基本要求;了解非语言沟通的概念和特点、非语言沟通在护理实践中的作用。

2. 能观察患者体态语所表达的信息;能应用非语言沟通技巧服务于患者。

3. 在护理工作中恰当运用非语言沟通的技巧,建立良好的护患关系。

非语言沟通是伴随语言沟通发生的,通过非语言符号所传递的信息往往比语言更能够准确地传达"真正的意向"。特定环境下的非语言沟通具有特定的意义,它能够稳定对方的情绪,改善对方不良的心理状态,增强对方的信心,使交流的氛围更和谐,使对方得到更多的关爱、体贴、理解和同情。沟通双方恰到好处地应用非语言沟通,能弥补某些状态下语言沟通的不足,促进双方沟通,提高沟通质量。

## 第一节 非语言沟通概述

### 情境导入

我国经典名著《三国演义》中有一个脍炙人口的故事"空城计"。故事内容讲的是"武侯弹琴退仲达"。诸葛亮守着空城,在城楼上镇定自若,笑容可掬,焚香弹琴。司马懿的15万大军不战自退。

思考:非语言沟通对我们的生活、工作有哪些意义?

非语言沟通是一种辅助性的交际工具,相对于语言沟通,非语言沟通是伴随性语言。非语言沟通是在一定交际条件下产生的体态语。人的动作行为进入交际环境有了表情达意的作用,即可称体态语。

## 一、非语言沟通的概念和特点

（一）概念

非语言沟通指的是以表情、手势、眼神、触摸、空间、时间等非自然语言为载体所进行的信息传递，是人际沟通的重要方式之一，也是无声语言沟通的一种形式。

护理非语言沟通是指护士在医疗护理工作中，通过观察患者的面部表情、身体姿势、语气语调等非语言，洞察他们的内心感受，获取真实的信息，从而提供必需的护理服务。

（二）特点

非语言沟通在人际沟通中具有不可替代的特殊地位，这是由它自身的特点所决定的。非语言沟通主要有以下特点。

**1. 真实性**  通常人们的交谈总是自主或不自主地伴随一些表情、动作的变化，就像影子与人相随一样，表情动作与话语相伴。非语言沟通往往比语言沟通更能表露、传递信息的真实含义。人的非语言行为更多的是一种对外界刺激的直接反应，常常是无意识的，因此，越是无意识的体态语，越能表现人的真实情感；而在语言沟通中，人们可以有意识地控制措辞。著名心理学家弗洛伊德说，没有人能保守秘密，如果他的嘴保持沉默，他的手指尖却在喋喋不休地说着，他浑身的每一个毛孔都渗出对他的背叛。体态语往往比普通语言更为有效地反映人们的内心情感，正因为如此，语言沟通永远不能代替非语言沟通。

**2. 广泛性**  运用身体语言进行沟通，是每个人都具有的能力。心理学家研究发现，几个月的婴儿就具有了观察别人表情，并对其做出恰当反应的能力。非语言沟通的运用是极为广泛的，即使在语言差异很大的环境中，人们也可以通过非语言信息了解对方的想法和感觉，从而实现有效的沟通。

**3. 持续性**  非语言沟通是一个持续的过程。在一个互动的环境中，自始至终都有非语言载体在自觉或不自觉地传递信息。一般而言，从沟通开始，双方的仪表、举止就传递出相关的信息，双方的距离、表情、身体动作就显示着各种特定的关系。

**4. 情境性**  与语言符号不同的是，身体语言信号通常要放到具体身体语言沟通过程中，其意义才能被确定。而且，沟通者可以随时变化每一个体态语信号的意义，使其在特定情境中具有别人难以理解的特殊含义。与此相比，语言信号的意义则相对固定，很难根据特殊需要随时变化。

与语言沟通一样，非语言沟通也可展开于特定的语境中，情境左右着非语言信号的含义。在不同的情境中，相同的非语言信号表示不同的含义。例如，同样是拍桌子，可能是"拍案而起"，表示怒不可遏；也可能是"拍案叫绝"，表示赞赏至极。

**5. 通用性**  通用性指体态语具有跨文化的特征。语言声音信号的意义是通过长期学习逐步建立起来的，在没有共同语言经验的人之间，进行语言沟通是不可能的。但是，体态语沟通几乎可以在任何文化背景的人之间发生。许多身体语言信号都具有跨文化的功能，它们在不同文化背景中的意义是相同的或高度接近的。由于人的生理构造相同,表达痛苦、悲哀的感情,几乎都用哭的形式;表达高兴、喜悦的感情,几乎都用笑的形式;愁眉苦脸大多表示苦恼;暴跳如雷表示极度悲愤。这些表情动作和行为,无论哪国人、哪个民族,无论大人还是小孩,几乎是相同的。借助这些体态语信号,人们仍然可以实现相当有效的沟通。而语言的表达,不同的国家和民族是不相同的。

**6. 个性化** 一个人的肢体语言,同说话人的性格、气质是紧密相关的,爽朗敏捷的人同内向稳重的人的手势和表情肯定是有明显差异的。每个人都有自己独特的肢体语言,它体现了个性特征,人们时常从一个人的形体表现来解读他的个性。

**知识链接**

**名人名言**

有许多隐藏在心中的秘密都是通过眼睛被泄露出来的,而不是通过嘴巴。

——爱默生

## 二、非语言沟通在护理实践中的作用

### (一)表达情感

非语言沟通的首要功能是感情和情绪的表现,这个功能是通过情感表达来实现的。非语言信号经常成为人们真情实感的流露,人们的喜怒哀乐都可以通过表情体态等形象地显示出来。在护理实践中,由于疾病的影响或碍于某些特定的环境,护理人员与患者不能采用其他沟通手段时,往往一个眼神、一个动作就能表达他们的内心状况。如脑出血引起语言功能障碍的患者做出需要饮水、排便的表情;护理人员握住分娩产妇的手表示安慰的含义;某患者两眼噙泪,神经质地搓着双手传递了他内心的焦虑和不安等。医生和护理人员也常常通过他们的表情动作传递紧张、担忧、焦急、厌烦等情绪。非语言沟通是吐露情感意愿的渠道,也是观察情感意愿的窗口。

### (二)验证信息

验证信息是指与说话内容密切相关的运动,它是用动作表达语言的内容,它们常像是谈话内容的一幅幅插图。当非语言传递的信息验证了语言信息时,医患之间的沟通是最有效的。语言的表达有时难免有词不达意或者词难尽意的感觉,非语言沟通有辅助语言表达的作用。

由于医院陌生的环境和特殊的卫生设施,常使患者及其家属产生恐惧和不安,为减轻这种不安,他们会特别留心周围的信息,对医护人员的非语言行为特别敏感。尤其是当患者不能理解医护人员复杂的医学术语时,或者他们认为医护人员掩盖真实病情,或者由于医护人员工作太忙而没时间交谈时,他们往往把注意力集中在医护人员的非语言行为上。有时,患者或其家属发生语言沟通前,会更加仔细地观察医护人员的非语言行为,并以此作为迅速获得信息的方法。如焦急等待肿瘤切片报告的患者,会通过医护人员进入病房时的面部表情获得一些线索,以弄清即将得到的信息的性质;怀疑肿瘤是否真的被切除的患者会仔细观察医护人员说话时的表情,以判断信息的真伪。

因此,医护人员要重视自己的非语言行为对患者的影响。例如,护理人员的表情体态、行为举止、服务态度、娴熟的技能等都比有声语言更具影响力。同理,医护人员在观察患者时,也要注意其语言和非语言信号所表达的信息是否一致,以掌握患者真实的心理。如果一个患者说"我感觉很好"。但其动作表情却明显地表现出焦虑和烦躁不安,医护人员应特别注意仔细观察,以免发生意外。

（三）调节互动

非语言沟通具有调节互动行为的作用,调节互动可帮助交谈医患双方控制沟通行为。与情感表达相同,调节互动常包括眼、面部及头的运动,但手的运动或者体位的转换也可起到调节互动的效果。在医护人员与患者及其家属之间的沟通中,存在着大量的非语言信号,如点头、皱眉、降低声音、靠近或远离对方等,所有这些都传递着一些不必开口或不便明说的信息,调节着双方的互动行为。例如,医护人员在倾听患者诉说时,若微笑着点头,便表示鼓励患者继续说下去,如频繁地看手表或向别处张望,便表示有其他事要办,在暗示患者停止谈话;再如,交谈中,某一方突然降低声音并凑近对方耳朵,便表示谈话的内容不愿被第三者听到,则对方讲话也会降低声音加以响应。沟通双方诸如此类的互动行为的调节,经常不是由语言来表明的,而是靠非语言信号来婉转地传递的。

（四）显示关系

由于每个沟通都隐含着内容沟通和关系沟通,因此,每条信息总是由内容含义(说什么)和关系含义(怎样说)相结合而成的。内容含义的显示多用语言,关系含义的显示则较多地依靠非语言信号。例加,护士和蔼体贴的表情向患者传递了友好的相互关系,而一副生气的面孔和生硬的语调则向患者传递了冷漠和疏远的关系;护理人员靠近患者坐着,这种交谈方式显示了双方平等的关系;相反,说话时老师坐着,学生站着,显示了老师对学生的控制地位;护理人员开会时,往往是年资高、职称高的护理人员坐在第一排,年轻的护理人员和实习护理人员常常坐在第二排,会议桌顶头的位置往往是留给主持人坐的,这种身份关系的显示,靠的也是非语言信号,总之,非语言沟通在维系医护人员、患者之间的关系中起着不可低估的作用。

# 第二节　护士的非语言沟通技巧

 情境导入

患者王老师,女,48岁,因急性上呼吸道感染收入呼吸内科病区。在此之前,护士小刘已接到住院处的电话通知,提前为患者准备好了病床。当患者王老师由其丈夫搀扶着走进病房时,正在整理护理文件的护士小刘便微笑着站起身迎上前说:"您好,我是护士小刘。您是王老师吧?我已为您准备好了病床,请您跟我到病房。"说着接过入院病历,搀扶王老师来到病床旁,帮助她躺下后并为她盖好被子。王老师微笑地看看小刘,感激说:"谢谢你!"小刘微笑着摇摇头,俯下身用手轻轻抚摸了一下王老师的额头关切地说:"您有些发热,先喝点水,我马上通知您的主治医生来给您做体格检查。"说着接过王老师丈夫带来的杯子,为她倒了一杯温开水,并向患者简单地介绍了该病区的基本情况后离开了病室。

思考:护士小刘在接待患者的过程中,应用了哪些非语言沟通方式?

## 一、护士的仪表修饰

仪表通常是指人的外表,包括仪容、服饰等,是人际交往中的一种无声语言,是一张无形的名片。人们可以通过仪表服饰表现自己和了解他人,护士可以通过护士的职业仪表展示护理专业独特的艺术美。在护理工作中,护士得体的仪表服饰既能为患者带来视觉上的美感,也能为患者带来心理上的安全感,是护士尊重患者的具体表现。

(一)仪容

仪容是人的外表容貌,是尊重他人的表现,也是自尊、自重、自爱的表现,每个为社会服务的人都应该对自己的容貌负责。

男士仪容:清洁、得体、潇洒。

女士仪容:美丽、整洁、端庄。

护士仪容:端庄、大方、简洁、整齐,体现护士的职业特点。

**1. 头发**  头发是展示良好仪容的一个重要因素。护士应根据工作性质和个人特征设计发型,一般情况下应选择端庄、文雅,适宜工作环境的发型。不要选择过于前卫或可能影响护理操作的发型,也不要把头发染成艳丽的流行色。此外,还应做好自身头发的日常护理,勤洗发,勤整理,使其干净整齐,显得有朝气。

**2. 皮肤**  健康的皮肤能够抵御细菌的侵蚀,防止感染,是美丽皮肤的基础。护士在工作中应保持皮肤清洁,防止损伤皮肤,增强皮肤抵抗力,以适应护理工作的需要。

**3. 化妆**  化妆要遵循美化、自然和协调的原则。

(1)美化:化妆后一定要比化妆前美丽漂亮,如果达不到这一要求,就失去了化妆的意义。

(2)自然:化妆要浓淡相宜,自然贴切,不要过分夸张和怪诞。

(3)协调:除了面部的化妆外,还应注意服装、佩饰等整体搭配,并与职业身份和出入场合协调。

护士淡妆上岗是对患者尊重的表现,也符合现代护士职业的要求。淡妆可以帮助护士展示温文尔雅、美丽大方的形象,有利于护士增强自信心,也会使患者感到被尊重。

### (二)服饰

服饰包括一般的服装及饰品。既可用来遮体御寒，也可反映一个国家或民族的经济水平、文化素养、精神与物质文明的发展程度。狭义的服饰仅仅体现穿衣戴帽，广义的服饰却是对一种文化、一种文明的解释，是展示美、表现美的重要方式。

**1. 服饰的 TPO 原则**　服饰穿着应该遵循 TPO 原则。

（1）T(Time)：服饰的"时间"原则，即服饰穿着应基本顺应时代的发展，与时代保持同步，不要过于超前或滞后。此外，还应考虑季节的变换和时间的交换，应在不同季节、不同时间穿着不同服饰。

（2）P(Place)：服饰的"地点"原则，服饰穿着应考虑地点和环境因素，在不同的地点和不同的环境穿不同的服饰。如护士在工作场所应穿护士服，戴护士帽，而在公园、家里就可以穿休闲装和家居服。

（3）O(Occasion)：服饰的"场合"原则，服饰穿着应考虑场合因素，即服饰所蕴含的信息内容必须与特定场合的气氛相吻合，否则就会引起他人的疑惑、猜忌、反感甚至厌恶，导致交往空间距离与心理距离的拉大和疏远。

**2. 护士服饰的要求**　护士服饰应与护士角色相适应，符合护士的工作环境和工作性质，体现护士的精神风貌，使患者感到亲切、和蔼、可信。

（1）护士帽：护士帽是护士职业的象征，它用无声的语言告诉患者"我是一名护士，我愿为您的健康服务"。

（2）口罩：护士在执行无菌技术操作，预防院内交叉感染等时必须佩戴口罩，这是护士严谨工作作风的具体表现。

（3）护士服：护士服是护士职业美的象征，既能够展示护士端庄、大方、秀慧的外表，又能体现护士的形体之美和对患者生命负责的态度。

（4）护士鞋：护士鞋的颜色应与工作服协调，款式应为平跟或小坡跟，以防止护士长期站立和行走导致的疲劳。

## 二、护士的姿态与沟通

姿态在人际沟通中被视为一种无声的人类语言，又称第二语言或副语言，即人们常说的站有站相，坐有坐相。每个人的行为举止都是自己体态语的外在表现，而体态语又是个人内在品质和知识的真实流露。所以说体态美是一种综合美的具体展示，是身体各部位或若干部位相互协调的整体表现。

护士的体态应符合护士职业的特殊要求。在护理工作中，护士应保持规范优雅的体态，如与患者交流的手势，与患者见面时的相互致意，接听电话、接待住院患者的基本素质与礼仪修养等，做到站立有相，落座有姿，行走有态，蹲姿优雅，举手有礼，从而体现对工作认真负责的态度和爱岗敬业的精神。

### (一)身体姿势

优雅的身体姿势是有教养、充满自信的体现。良好的身体姿势可以让人看起来更

53

年轻,更有朝气,既可以反映自己的感觉,也可以影响他人对你的感觉和印象。

**1. 站立有相** 站姿是所有体态的基础,是保持优雅风度的关键。

(1)女性站姿:头正颈直、挺胸收腹、立腰提臀,肩外展;双手自然下垂在身体两侧或交叉于小腹处;两腿直立,双膝及双足跟并拢,足尖分开45°~60°呈V形,给人以优雅、自信的感觉(图3-1、图3-2、图3-3)。

(2)男性站姿:抬头,挺胸收腹,两腿稍许分开,给人以挺拔、自信的感觉(图3-4、图3-5)。

(3)不良的站姿:耸肩驼背,倚墙靠壁;重心不稳,无精打采;双手环抱于胸前或叉在腰旁。

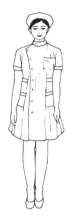 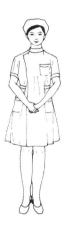 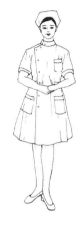

图3-1 女护士基本站姿 　图3-2 女护士站姿(正脚位小V字步) 　图3-3 女护士站姿(侧脚位丁字步)

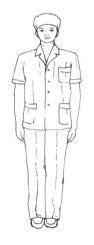 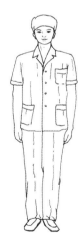

图3-4 男护士基本站姿 　　图3-5 男护士站姿(正脚位小V字步)

**2. 落座有姿** 坐姿可以展示一个人的个性,也可以体现一个人的礼仪素养。

(1)女性坐姿:坐下时应先整理衣襟,再以左手于身后理平衣裙后下部,轻坐于椅上,臀部坐于椅子前1/3或1/2处,上身自然挺直,双手轻握交叉于腹前或腿上,双膝轻轻靠拢,两脚自然踏平或侧放,也可双足后收,给人以端庄、大方、自然、舒适的感觉(图3-6、图3-7、图3-8)。

（2）男性坐姿：上身保持端正挺直，双膝可以分开，但不要超过肩宽，也不要两脚叉开或半躺在椅子上（图3-9、图3-10）。

（3）不雅的坐姿：猛然坐下时发出巨大的声响；半躺半坐，四仰八叉，双手交叉枕于脑后；高跷二郎腿等。

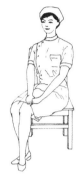
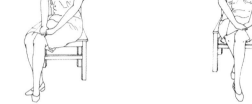
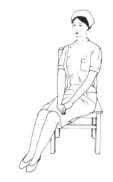

图 3-6　护士侧坐位丁字步　　　图 3-7　护士正坐位点式丁字步　　　图 3-8　护士侧坐位平行步

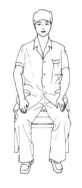
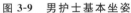
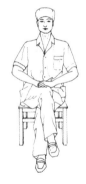

图 3-9　男护士基本坐姿　　　　　图 3-10　男护士坐姿（正脚位小叠步）

**3. 行走有态**　行姿属动态美的范畴。人的行姿是从小到大逐渐养成的，即人们可以从一个人的行姿了解他的性格和修养。

（1）女性行姿：抬头挺胸，收紧腹部，目光平视前方，双肩稍微后展，两臂自然摆动，摆幅一般不超过30°；步履轻盈自然，不要拖泥带水。注意转弯时两腿也要保持"丁"形。

（2）男性行姿：抬头挺胸，步伐不要太轻，太小。

（3）不雅的行姿：弯腰驼背，左右摇晃，步履拖沓，忽快忽慢，方向不定，多人在走廊等较窄的地方并排行走，嬉戏打闹。

护士的行姿应给人一种从容不迫的动态美感。在引导患者进入病区时，可以采用上身稍转向患者的侧身前行姿势，边走边向患者介绍情况，以示诚恳、热情接待之意。这种行姿不仅符合礼仪要求，还能随时观察患者的病情和了解患者的需要。

**4. 蹲姿典雅**　蹲姿对男性没有严格要求，而对女性则有较多规范要求。

（1）女性蹲姿：下蹲拾物时，应站在需要拾物的一侧，上身保持正直，两脚前后自然分开约半步，并住膝盖，两腿靠紧，理顺身后衣裙，屈膝下蹲，左手扶裙，右手拾物，保持美观,不污染工作服。

(2)不雅的蹲姿:两脚平行分开蹲在地上。

(二)手势

手势是非语言沟通的重要表达方式,具有应用广、形态多、表达内容丰富、有极强的表现力和吸引力、能够充分反映沟通者的思想感情等特点。如果说"眼睛是心灵的窗户",那么手就是心灵的触角,是人的第二双眼睛。手势在传递信息、表达意图和情感方面发挥着重要作用。护士应学会运用和理解不同手势的作用,以促进护理工作中的人际沟通。

**1. 手势的分类**  手势有多种复杂的含义,常见的可分为以下四种类型。

(1)情意手势:用以表达沟通者的情感,可增强语言的感染力。如频频挥拳表示"义愤",拍拍脑门表示"悔恨",跺脚捶胸表示"悲痛",不停搓手表示"为难"等。

(2)指示手势:用以指明人或物体及其所处的位置,可增强真实感和亲切感。

(3)象形手势:用以模拟人或物体的外部形状、大小、高度等,常略带夸张。

(4)象征手势:用以表现某些抽象概念,常常与语言沟通共同使用,以求形成易于理解的一种意境。

**2. 对手势的要求**  手势不是通过闭门造车去"设计"的,而是通过情感作用,随着特定的情境、对象和氛围自然而然地形成的。手势的使用既没有固定模式,也没有规定方式,是一种无须导演即可"引发"的自然过程。因此,使用手势时应注意以下三个方面。

(1)明确精练,烘托补充:手势应与沟通内容有机结合,做到有的放矢,在语言沟通中使用手势,不仅可以有效辅助并强化语言的表达,还能突出重点,起到衬托主题、增强语言沟通准确度的作用。

(2)和谐自如,内外呼应:手势应与沟通情境紧密联系,和谐匹配,由情而动,随感而发,切忌主观臆造、脱离主题的手势。

(3)突出特色,体现个性:手势不是简单的重复过程,而应富于变化并符合个人的气质和风格,能够表达与沟通内容相联系的含义,能够展示个人特征和个性,具有明显的个人特色。

**3. 禁忌手势**

(1)易于被人误解的手势:一是个人习惯不被他人理解;二是因为文化背景不同,不同的手势被赋予了不同的含义。

(2)不卫生的手势:在他人面前搔头皮、掏耳朵、挖眼屎、抠鼻孔、剔牙齿、抓痒、摸脚等,都是极不卫生、令人恶心的手势。

(3)不稳重的手势:在大庭广众之前,双手乱动、乱摸、乱举、乱扶、乱放,或是咬指尖、折衣角、抬胳膊等,亦是应禁止的手势。

(4)失敬于人的手势:掌心向下挥动手臂,勾动示指或拇指外的其他四指招呼别人,用手指指点他人,都是失敬于人的手势。

（三）护理工作中的常见姿势

**1.推车**　推车是护理工作中使用最多的行走姿势。推车行进时,护士应位于推车后部,双手扶住车把,重心放于前臂,抬头挺胸、目视前方,注意速度,保持轻、稳,防止用力不均造成车行不稳,左右摇摆,同时应注意观察车上放置的物品。

**2.端治疗盘**　端治疗盘是护理工作中使用最多的持物姿势。端治疗盘的正确姿势是双手握在治疗盘的两侧,掌指托盘,将治疗盘放在齐腰的位置,双肘靠近腰部。治疗盘的高度要适宜,不要过高或过低,不要触及自己的工作服,一般以前臂与上臂成90°的高度为宜。端治疗盘进出房门时应用肘部将门轻轻推开,切忌用脚踢门（图3-11）。

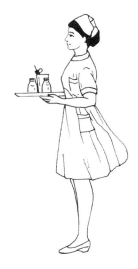

**图 3-11　端治疗盘**

## 三、护士的表情

表情是指表现在人们面部的感情,是人类情绪、情感的生理性表露。1973年,美国心理学家保罗·艾克曼等人在对不同文化背景下的不同民族对面部表情辨认的研究中发现,人们对各种表情的辨认结果相当一致,因此有人说面部表情是一种世界性语言。面部肌肉是非语言沟通最丰富的部位,人们可以通过面部的几十块肌肉表现上百种表情。心理学家研究还发现,虽然每一种表情都是面部肌肉协调作用的结果,但是不同的面部肌肉又具有表达不同情感的特殊功能。如通过鼻子可以表达愤怒、恐惧、轻蔑等表情,人们在愤怒时会张大鼻孔,恐惧时会屏息敛气,轻蔑时会嗤之以鼻等。

表情不仅能给人以直观印象,而且能感染人,是人际沟通的有效途径。人的表情一般是不随意的,但有时可以被自我意识调控,具有变化快、易察觉、能够被控制的特点。因此护士应以职业道德情感为基础,在与患者交往中善于运用和调控自己的面部表情。

知识链接

**公式**

信息接收的全部效果＝语言(7％)＋表情(55％)＋语调(38％)。

（一）目光

目光是人际沟通中的一个重要载体。目光就像一面聚焦镜,凝聚着一个人的神韵和气质,人的一切情绪和态度变化都能从眼睛里表现出来。眼睛是心灵之窗的道理众所周知,人们可以有意地控制自己的语言,但很难控制自己的目光。因此,目光常作为非语言沟通的一种特殊形式用来表达沟通者微妙而复杂的思想情感。在人与人的沟通中,目光是最清楚、最正确的信号。护士应善于通过患者的目光来判断患者的心态。

**1. 目光的作用**

（1）表达情感:目光可以准确、真实地表达人们内心极其微妙和细致的情感。如:男女之间久久凝视的目光表示双方的爱恋之情;沟通双方深切注视的目光表示崇敬之意;怒目圆睁的目光表示仇恨之切;回避闪烁的目光表示惧怕之心等。目光在一个人的爱憎情感交流过程中,具有不可替代的作用。

（2）调控互动:交谈双方通过对方的目光可了解其对谈话是否有兴趣,是否赞成自己的观点,是否喜欢谈话的内容等。如果对方一直在聚精会神地倾听,说明他对谈话内容感兴趣;如果对方不断地左顾右盼,东张西望,目光游移不定,说明他对谈话内容没有兴趣。所以护士在与患者交谈时,应注意观察对方的目光,并以此来调整谈话内容和方式。

（3）显示关系:目光不仅能表达人际关系的亲疏程度,也能表达人际间支配与被支配的地位关系。如地位高的人与地位低的人进行交谈时,地位高者用目光注视地位低者的时间相对长于地位低者注视地位高者的时间。此外,恋人之间可以保持较长时间的目光接触,而陌生人之间就只能有短暂的目光接触,否则就容易让对方误认为这是对他的冒犯。

**2. 目光凝视区域**

（1）公务凝视区域:在洽谈业务、磋商问题和贸易谈判时所使用的一种凝视。凝视区域为以两眼为底线、额中为顶角形成的正三角区,这是商务人员和外交人员经常使用的一种凝视区域。洽谈业务时注视这个区域,会使洽谈显得严肃认真,并让对方觉得你很有诚意。

（2）社交凝视区域:人们在社交场合目光凝视的区域。凝视区域为以两眼为上线、唇心为下顶角形成的倒三角区,是各种类型的社交场合或朋友聚会时经常使用的凝视区域,与他人交谈时注视这个区域,能让对方产生一种平等轻松的感觉,从而创造一种良好愉快的氛围。

（3）亲密凝视区域:亲人、恋人、家庭成员之间的凝视区域。凝视区域从双眼到胸部之间,多带有亲昵爱恋的感情色彩。

**3. 护士目光交流技巧**

（1）注视角度：护士注视患者的理想投射角度是平视，平视能体现护士对患者的尊重和护患之间的平等关系。护患沟通时，护士可根据患者所处的位置和高度，灵活借助周围地势来调整自己的目光，尽可能与患者保持目光平行。如与患儿交谈时可采取蹲式、半蹲式或坐位，与卧床患者交谈时可取坐位或身体尽量前倾，以降低身高等。

（2）注视时间：护患沟通时，护士与患者目光接触的时间不能少于全部谈话时间的 30％，也不要超过全部谈话时间的 60％，如果是异性患者，每次目光对视的时间不要超过 10 s。长时间目不转睛地注视对方是一种失礼的表现。

（3）注视部位：护士与患者交流时宜注视社交凝视区域，使患者产生一种恰当、有礼貌的感觉。如果注视范围过小或死死地盯住患者的眼睛，会使患者产生透不过气来的感觉，目光范围过大或不正眼与患者对视，会使患者产生不被重视的错觉。

护士应在工作中学会运用目光表达不同的情感。如表达安慰的目光——目光中充满着关爱，给予支持的目光——目光中包含着力量，提供帮助的目光——目光中蕴含着真诚等。

**知识链接**

### 心灵的窗户

一个良好的交际形象，目光应是坦然、和善、热情、乐观的。因此，医护人员在社交中要特别注意眼神的运用，体会到眼神中的那一份情，要善于运用目光表达自己的情感。

## （二）微笑

微笑是一种最常用、最自然、最容易被对方接受的面部表情，是内心世界的反映，是礼貌的象征。微笑可以展示出温馨、亲切的表情，可以有效缩短人与人之间的心理距离，可以给对方留下美好的第一印象，是人际交往中的润滑剂，是广交朋友、化解矛盾的有效方式。

**1. 微笑的功能**

（1）传情达意：如微笑着接受批评，表示你承认错误但又不诚惶诚恐，微笑着接受荣誉，显示你充满喜悦但又不得意忘形。微笑能让人感觉心情舒畅。护理工作人员的微笑，能帮助患者重新树立战胜疾病的信心，能够让患者感觉到来自工作人员的关心和尊重。

（2）改善关系：微笑有一种魅力，可以使强硬变得温柔，使困难变得容易。如果人们在交往中因某一原因导致关系紧张时，发自内心的微笑可以化解矛盾、改善关系。微笑是世界上最美丽的语言。一个永远面带微笑的人，一定能与他人保持良好的人际关系。

（3）优化形象：微笑是心理健康、精神愉快的标志。微笑可以美化人的外在形象，陶冶人的内心世界，发自内心的微笑是美好心灵的外在表现。如美国希尔顿饭店的董事长康纳·希尔顿在初入商海时,他的母亲对他说:"希望你找到一个简单、易行、不花本钱却又卓有成效的经营秘诀。"希尔顿苦思冥想,终于他笑了,大声说道:"微笑。"只有微笑能够同时符合这四个标准。从此他常问他的下属,"今天你微笑了没有?"无论遇到什么困难,服务员脸上的微笑是永远属于旅客的阳光。在他"微笑公关"策略的影响下,希尔顿饭店终于渡过了经济萧条时期,发展成为闻名全球的餐饮业集团。

(4)促进沟通:护士的微笑可以缩短护患之间的心理距离,缓解患者紧张、疑虑和不安的心理,使患者感到被尊重和理解。护士的微笑可以为每一位患者营造温馨、友爱、谦恭的氛围,同时也可以赢得患者的信任和支持。

**2. 微笑的艺术**　微笑是社交场合中最有吸引力、最有价值的面部表情。发自内心的微笑是真诚、自然、适度、适宜的。

(1)真诚:一个友好、真诚的微笑能够为他人传递许多信息,能够使沟通在一个轻松的氛围中展开。真诚的微笑可以反映一个人高超的修养和待人的至诚。只有发自内心的、真诚的微笑才能真正打动他人的心。

(2)自然:发自内心的微笑应该是心情、语言、神情与笑容的和谐统一。当你与他人见面时面带微笑,表示你愿意与他人交往。当你赞扬他人或受到他人赞扬时应面带微笑,因为微笑是应对的最佳利器。护士自然的微笑能够为患者送去生的希望,增强其与疾病做斗争的勇气。

(3)适度:微笑要适度。笑得过分,有讥笑之嫌;笑得过久,有小瞧他人或不以为然之味;笑得过短,给人以皮笑肉不笑的虚伪感。微笑的含义也要因对象不同而有所变化。对长者的微笑应包含尊敬和爱戴;对孩子的微笑应包含慈爱和关怀;对朋友的微笑应包含平等与友好;对患者的微笑应包含关爱与尊重。护士应学会用真诚的微笑面对每一位患者。

(4)适宜:生活中的微笑应该是得体、适宜的,不是在所有场合都要微笑。护士的微笑应与患者的心情及工作场合相适应。

微笑是一种情绪语言的传递。只有热情主动、善解人意和富有同情心的人,才会从内心发出真诚的微笑。也只有坚持这种微笑的人,才能与人友好,受人尊重。

**知识链接**

**笑容训练**

以微笑为例,它的具体做法大致上可分为四点:首先,额部肌肉进行收缩,使眉位提高,眉毛略弯曲成弯月形。其次,两侧面颊上的笑肌进行收缩,并稍向下拉伸,使面部肌肤看上去出现笑意。再次,唇部肌肉进行配合,唇形稍弯曲,嘴角稍稍上提,双唇关闭,不露出牙齿。最后,自觉地控制发声系统,一般不应发出笑声。在练习时,首先表现在口角的两端要平均地向上翘起。练习嘴角上翘:练习者对着镜子,为使双颊肌肉向上抬,口里可发普通话的"一"字音,用力抬高口角两端,但要注意下唇不要用力过大。

## 四、专业性体触与沟通

体触是允许人们通过身体接触来感知世界的唯一感觉，也是一种最有力和最亲密的沟通行为。体触可以起到语言无法起到的作用，也可以跨越语言和文化界限传递各种信息，是人们成长、学习、沟通和生活的重要因素。

（一）体触的含义和作用

**1．体触的含义**　体触是人体各部位之间或人与人之间通过接触抚摸的动作来表达情感和传递信息的一种行为语言。美国皮肤接触科研中心的专家对人体皮肤进行了研究，发现体触与心理护理密切相关，皮肤刺激通过神经末梢传导作用于机体，可以减轻因焦虑和紧张等引起的疼痛，产生良好的心理和精神安慰。通过体触方式进行的按摩刺激，可以增强人体的免疫系统功能，有益于机体健康。常见的体触形式主要有抚摸、握手、依偎、搀扶以及拥抱等。

**2．体触的作用**

（1）有利于儿童的生长发育：根据临床观察，常在母亲怀抱中的婴儿生长发育较快，睡眠好，很少哭闹，抗病能力强。相反，如果缺少这种身体接触，孩子就会处于"皮肤饥饿"的状态，造成食欲减退，烦躁不安，智力下降，性格缺陷，甚至出现孤僻、攻击性强、虐待小动物等异常行为。还有研究发现，大多数幼儿喜欢大人抚摸自己的身体，当成人以抚摸幼儿的头部作为奖励时，他们常常露出灿烂的笑容，年龄稍大的儿童也喜欢依偎在亲人身边，以感受亲人的抚摸。可见，体触对儿童的生长发育、智力发展及良好性格的形成具有明显的刺激作用。

（2）有利于改善人际关系：科学家帕斯曼等人通过研究发现：人类对于友善的体触不仅可以产生愉快的感觉，而且还会对体触对象产生依赖感。仔细观察一下自己周围的孩子就会发现，孩子与谁的身体接触最多，对谁的情感依恋就最强。在人际沟通过程中，双方在身体上相互接受的程度，是情感上相互接纳水平最有力的证明。

（3）有利于传递各种信息：体触传递的信息有时是其他沟通形式不能取代的。如多年未见的好友不期相遇时的紧紧拥抱，传递的是两人关系密切的信息。护士用手触摸高热患者的额部，传递的是护士对患者关心和对工作负责的信息。恋人之间亲密接触时，传递的是爱的信息。

（二）体触的方式和要求

受文化背景因素的影响，人们对体触的理解、适应和反应程度是有差异的。体触既可以产生积极的作用，也可以引起消极的反应。因此在采用不同的体触方式时，应考虑被触摸对象的性别、年龄、文化背景以及被触摸的部位等诸多因素。护士在运用体触方式时，应保持敏感和谨慎的态度。

**1．根据沟通场景选择体触方式**　只有与环境场合相一致的体触才能起到良好的效果，如患者家属被告知亲人病危时，此时护士握住患者家属的手，或将手放在患者家属的肩膀或手臂处多可以起到较好的安慰作用。

**2．根据沟通对象选择体触方式**　从中国的传统习惯来看，同性之间比较容易接受体触方式,而对异性应持谨慎态度。护理工作中,根据女性患者较男性患者容易接受体触方式的特点,女护士对女性患者可通过体触方式更多地表示关心,年轻女护士在护理男性老年患者时可适当采用体触方式,护理幼小患儿时则无须顾虑性别。

**3. 根据双方关系选择体触方式** 只有当交往双方的关系达到一定程度后才会情不自禁地采用体触方式。关系一般的朋友见面,多选择礼节性的握手方式,而关系密切的朋友除了握手之外,还会选择拥抱、拍肩、拉手等方式来表达见面时的激动情感。

**4. 根据文化背景选择体触方式** 如东南亚的一些国家,不论大人或是小孩都不允许别人随便触摸自己的头部,否则将被认为会给对方带来不好的运气;在西方,男女之间采用拥抱的方式表示友好;而在我国,异性之间主要通过握手的方式表示友好。

总之,在选择体触方式进行沟通时,应注意观察对方的反应并及时进行调整。护理工作中使用体触的原则:不要让被触摸的对象感到受威胁或被侵犯;避免使用做作、尴尬或不自然的体触方式。

(三)体触在护理工作中的应用

**1. 评估和诊断健康问题** 护士可以采用体触方式对患者的健康状况进行评估。如患者主诉腹胀疼痛时,护士可以通过触摸患者腹部了解是否有压痛、反跳痛和肌紧张等。

**2. 给予心理支持** 体触是一种无声的安慰和重要的心理支持,可以表达关心、理解、体贴、安慰。产妇分娩疼痛时,护士通过抚摸产妇腹部或握住产妇的手等体触方式,可以使产妇感到安慰,并感觉疼痛减轻,有利于分娩进行。患者焦虑害怕时,护士可以采用体触方式向患者表示"我在你身边""我在帮助你""你不用害怕"等信息,以减轻患者的恐惧感,使之情绪稳定。

**3. 辅助疗法** 近年来,一些国家开始将体触疗法作为辅助治疗手段。研究发现体触能激发人体的免疫系统,使人的精神兴奋,减轻因焦虑、紧张而引起的疼痛,有时还能缓解心动过速和心律不齐等症状,有一定的保健和辅助治疗的作用。

# 五、人际距离与沟通

(一)概念

人际距离指人与人之间的空间距离。

(二)人际距离在沟通中的作用

**1. 表明亲疏程度** 人们总是有意无意地通过调节人际距离来表明彼此关系的亲疏程度。关系不同,人际距离也不同。透过人际距离,可以了解相互的心理距离。

**2. 自我保护的需要** 每个人都拥有一个自己的空间以保持自己的安全和隐私。如果他人不适宜地闯入,就可能引起不满、愤怒、反抗,阻碍沟通的有效进行。

**3. 建立良好人际关系的需要** 由于人们都在自觉或不自觉地调整空间距离进行交往,以表明对他人的态度和与他人的关系。因此,恰当把握人际距离,对建立良好人际关系具有重要意义。

（三）人际距离的种类

美国心理学家霍尔将人际距离划分为四种。

**1. 亲密距离**　交流双方距离小于 0.5 m。彼此能感受到对方的体温、气味、呼吸，伸手能够触及对方，属于私下情境，一般只有感情非常亲密的双方才会允许彼此进入这个距离。在医疗工作中，某些护理操作必须进入亲密距离方能进行，如口腔护理、皮肤护理、静脉输液等，应先向患者解释清楚，以获得患者的支持和配合。

**2. 个人距离**　交流双方距离以 0.5～1.2 m 为宜。这是一般情况下人与人之间的距离，友好而有分寸，直接的身体接触较少，但能够友好交谈，让彼此感到亲密的气息，适合于亲朋好友之间的交谈。在医疗护理中，护患交流了解病情或向患者解释某项操作时，常用这个距离表示关切、爱护，也便于患者听得更清楚。这种距离使护患双方都感到自然舒适，又不至于产生某种程度的亲密感，所以个人距离是护患交流的理想距离。

**3. 社交距离**　交流双方距离以 1.2～4 m 为宜。社交性或礼节上的人际距离。这种距离给人一种安全感，处在这种距离中的两个人，既不会怕受到伤害，也不会觉得太生疏，可以友好交谈。在医疗工作中，医护人员站在病房门口与患者说话或交代某事时，在查房中站着与患者对话时，常用此距离。

**4. 公众距离**　交流双方距离大于 4 m。人们在较大的公共场合所保持的距离，常出现在做报告、发表学术演讲等场合。在距离较远的情况下，可以通过提高说话声音，适当增加姿势、手势等方式来调整心理感受和拉近心理距离。一般情况下，公众距离不适合个人交谈。在医疗护理工作中，医护人员对患者或群众进行集体的健康宣教时，在大交班中面对整个病区医护群体做交班报告时，常用此距离。

（四）人际距离对护理工作的指导作用

在护理工作实践中，我们同样要注意个人空间范围的问题。当患者进入医院或某个卫生机构后，必须要改变家庭提供给他们的空间范围，不得不在一个完全陌生的环境中住下，并要与一些完全陌生的人建立生活上的联系。医护人员可随意进入患者房间，走近他们的身边，检查和治疗护理操作进一步缩小了患者私人性的空间范围，特别是在有许多病床的大病房里，患者私人性的空间范围更小，可以说患者很少有属于自己的个人空间。这一切都使患者对医院生活感到厌倦。

作为医护人员，虽不能消除区域产生的这些问题，但可以采取一些方法帮助患者建立客观条件允许的新的个人空间，并协助其减轻由于个人空间被侵犯所造成的焦虑。

（1）给患者以尊重，使患者认识到医院里有属于他们个人的领域、物品和隐私权；

（2）病床与病床之间用屏风相隔，允许患者在个人领域内拥有一定的控制权，如床边物品的放置，门窗的开关等；

（3）给患者以信息说明，对直接或间接影响患者的一些操作给予必要的说明和解释；

（4）关注患者的隐私和需要，在进行检查治疗时，尽量避免暴露患者的身体，如在做导尿、灌肠等操作时，用布帘或屏风遮挡，使患者对不得已而侵犯其私人活动所产生的不适感降到最低限度。

## 六、环境语与沟通

环境语是非语言沟通的一种重要形式,是指沟通者通过环境这个特殊的客体进行的沟通,具有一定的持久性特点。非语言沟通中的环境是由文化本身所造成的生理环境和心理环境,环境语主要包括空间语、时间语、灯光语、颜色语、标志与符号等。

**1. 空间语**　空间语是指人类利用空间传达某种信息的一门社会语言。不同文化背景的人,对空间范围引起的联想和感觉不尽相同,对有关空间和距离使用的观念也不相同。人们利用空间取向来显示地位的高低、权力的大小,通过领地范围来维护和体现个人在交往中完整、自由和安全的心理需求及社会需求,通过座位排次来表示每个人的地位和人际关系等。

**2. 时间语**　时间语是指用时间表达的信息符号。时间语有时表达的信息可以比有声语言更直截了当。由于人们生活环境及文化背景不同,对时间的要求和处理的方法也不相同,容易因时间认识方面的差异而发生误会。如有的人任何时候都能严格遵守时间安排,有的人则没有安排时间的习惯,不注意遵守时间,不希望被时间限制。

**3. 灯光语**　灯光语是指通过灯光变化传递的信息。人们可以利用灯光创造的环境效果来影响交往过程。如在灯光昏暗的房间里,人们会自觉地把交谈的声音降低,甚至不自觉地产生倦意;而在灯光明亮或闪烁的场所,人们的情绪会随之兴奋起来。

**4. 颜色语**　颜色环境可以使人产生许多联想,并影响人的情感和交往方式。研究证明,颜色与人们的心情关系密切,人们可以利用颜色与心情之间的关系创造出各种环境,以达到目的。如春节时,家家户户张灯结彩,各电视台节目的主色调基本上都变成红色,利用这种颜色的改变,来表达节日的喜庆。

**5. 标志与符号**　标志与符号是书写或印刷出来的一种非语言图形标志,是一种约定俗成的、可以代表声音和书面语言的非语言交际工具。在火车站、公路、机场等,可以运用符号作为提示,如必须洗手标志(图 3-12)。同时,国际通用符号在国际交往中还可以起到排除语言障碍的作用。

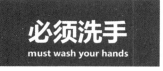

**图 3-12　必须洗手标志**

# 第三节　护理实践中的非语言沟通

**情境导入**

护士在为一名严重烧伤患者插鼻导管时,发现患者双眉紧锁,表情痛苦,头偏向对侧,拒绝吸氧,于是及时报告医生,经检查发现患者有呼吸道烧伤,因鼻导管刺激鼻黏膜,感到不适与疼痛,通过面部表情表现出来,由于护士的细心,及时明确了诊断。

思考:在护理工作中观察患者的非语言的表现有何作用?

## 一、非语言沟通在护理工作中的应用

### (一)患者对非语言沟通的关注

护理实践中的非语言沟通无处不在。患者在医院这个环境陌生、人员陌生、语言表述陌生的情况下,常常会非常关注护士的非语言行为,并通过护士的非语言行为来推测自己检查治疗的结果和疾病的预后。

(1)有的患者由于受到疾病导致的多疑心理的影响,就会特别关注医护人员的非语言信息。如做超声波检查时,会把注意力集中在医护人员的非语言行为上,通过观察检查者的面部表情来推测自己的检查结果。

(2)有的患者在怀疑自己的真实病情被医护人员掩盖时,也会格外关注医护人员的言谈举止。有的患者即使在得到护士告知的明确诊断后,还会经常观察护士的面部表情,注意护士讲话时语气语调,以此弄清护士对自己疾病的真实看法,如焦急等待孩子骨髓穿刺报告的父母,就会通过观察护士进入病房时那一瞬间的面部表情来分析他们将要得到消息的性质。

由此可见,护士的非语言行为是护患沟通中患者关注的重要内容。患者希望通过观察护士的非语言行为,如触觉、视觉、声音、身体动作、面部表情等来解释心中的疑虑,获得医疗护理的相关信息。因此护士应高度注意自己的非语言行为,避免产生负面影响。

### (二)护士对非语言沟通的关注

护士的非语言沟通能力能够展示现代护士的综合素质。临床护理工作中,护士可

65

以通过观察患者的非语言行为来了解患者的病情和心理状态,增进与患者的沟通。尤其对婴幼儿、精神疾病患者、语言表述困难或意识不清等有沟通障碍的患者,护士可以通过加强观察这些患者的非语言行为来了解病情。所以说良好的非语言沟通能力是提高护理质量的重要能力。

非语言沟通在医护人员的沟通中也非常重要。当医护人员因工作繁忙而影响语言沟通时,非语言沟通就可以起到增补语言沟通不足的效果,增进医护间的理解。此外在一些紧急情况下,如抢救急危重症患者时,医护人员的一个眼神、一个动作都可以达到传递信息的目的。

### (三)有利于建立良好的护患关系

当我们观察护士和患者之间的关系时,就会发现非语言行为对促进护患关系有着非常重要的作用。护士第一次迎接患者时,双方都会通过某些非语言行为来认识和了解对方。如护士用关切的目光和微笑的表情迎接患者时,可以使患者感受到护士的关心与爱护,有利于建立起良好的护患关系。在一些特定场合,护士的非语言行为可以帮助患者建立战胜疾病的信心和勇气。如抚摸和体触等非语言行为对婴幼儿、产妇和老年患者来说就非常重要。由此可见,恰当地运用非语言行为能够有效地促进护患关系。

## 二、护士非语言沟通的基本要求

护士在与患者的沟通中要注意自己的非语言行为,使之符合人际交往的行为规范。在护患交往中,要给患者留下美好的印象,护士就必须学习和掌握非语言沟通的基本要求。

### (一)尊重患者

尊重患者就是要把患者放在平等的位置上,使处于疾病状态下的患者保持心理平衡,不因疾病受歧视,保持人的尊严。护士尊重患者的人格,就是要尊重患者的个性心理,尊重患者作为社会成员应有的尊严,即使是精神疾病患者也同样应该受到尊重。

### (二)适度得体

护士的举止和外表常常直接影响到患者对护士的信赖和治疗护理的信心,影响着护患之间良好人际关系的建立。当与患者初次接触时,护士的举止、仪表、风度等给患者留下良好的首次印象,就为日后交往奠定了良好的基础。在与患者的交往中,护士的姿态要落落大方,面部笑容要适度自然,言谈举止要礼貌热情,称呼、声音、语气要使患者感到亲切、温暖。与异性患者接触应消除邪念,尊重社会习俗。

### (三)敏捷稳重

护理工作是为了治病救人,对时间的要求很严格,特别是在抢救时,时间是生命。延误时间就可能贻误治疗,甚至危及患者生命。因此护士工作,特别是在抢救危重患者时,既要敏捷果断,又要稳重有序。只有这样才能真正做到维护患者的健康,赢得患者的信任,同患者建立起良好的护患关系。

（四）因人而异

患者是千差万别的,每个患者都具有其个性特点,非语言行为方式也各不相同,沟通中,护士要站在患者的角度上,通过倾听、提问等交流方式了解其真实感受。如果护士不能很好地理解患者、体验患者的真实情感,就无法使自己与患者的交往行为具有合理性与应对性。护士只有在体验到患者情感状态的前提下,才能准确地理解患者的非语言行为。护士在日常生活和工作中要善于观察不同患者在不同心态下的非语言行为,并努力寻找各种非语言行为之间的内在联系,总结出不同患者在不同情绪状态下的非语言行为模式,这样才能有效地进行护患沟通,达到满意的治疗性沟通效果。

非语言沟通作为一种沟通方式,在临床护理工作中发挥着不可替代的作用。护理工作的对象大多是患者,很多患者甚至不能用语言来表达自己的感受和愿望,这就需要护士能充分了解、掌握非语言沟通特点、规律及其作用,才能更好地利用非语言沟通这种交流形式,从中了解病情,为患者提供有效的护理服务,提高护理质量,减少医疗纠纷。

# 综合检测

参考答案

一、单项选择题

1.非语言沟通的特点是（　　　　）。

A.持续性　　　　B.局限性　　　　C.专业性　　　　D.生动性　　　　E.多变性

2.非语言沟通技巧不包括（　　　　）。

A.微笑　　　　B.提问　　　　C.拥抱患者　　　　D.体触　　　　E.眼神交流

3.护患沟通时,护士与患者目光注视的时间最好是保持在全部谈话时间的（　　　　）。

A.30%～40%　　　　　　　　　　B.30%～50%

C.30%～60%　　　　　　　　　　D.30%～70%

E.30%～80%

4.体触应用于辅助疗法时,主要作用是（　　　　）。

A.健康评估　　　　　　　　　　B.止咳

C.降低体温　　　　　　　　　　D.促进血液循环

E.缓解心动过速

5.护患间沟通最合适的距离是（　　　　）。

A.亲密距离　　　　　　　　　　B.个人距离

C.社交距离　　　　　　　　　　D.公众距离

E.安全距离

6. 下列哪项沟通方式用于护理婴儿？（　　　）

A. 因势利导　　　　　　　B. 搂抱与抚摸

C. 多做游戏　　　　　　　D. 适时鼓励

E. 社会交流

7. 最丰富的非语言沟通来源是（　　　）。

A. 体触　　　　　　　　　B. 面部表情

C. 手势　　　　　　　　　D. 身体的姿势

E. 目光的接触

8. 患者，男，25岁，急腹症入院。护士张某在询问患者腹痛情况时，还特别注意观察患者的非语言行为，这是因为非语言沟通比语言沟通更加（　　　）。

A. 规范　　　　　　　　　B. 严谨

C. 真实而难以掩饰　　　　D. 易懂

E. 艺术

**二、思考与实践**

1. 非语言沟通的特点有哪些？

2. 护士非语言沟通的基本要求有哪些？

3. 某医院外科护士接到急诊室电话通知有位急性胰腺炎的患者急诊入院，护士做好了一切准备工作迎接患者入院。患者被抬进病房，面色苍白，大汗淋漓，非常痛苦，急需手术。此时，护士面带笑容地对患者家属说："请不要着急，我马上通知医生为患者检查。"说完不慌不忙地走了出去。请结合案例思考：

（1）指出护士在接诊过程中身体姿势的不妥之处。

（2）护士采取这样的接诊方式会造成什么后果？

（3）假如你是值班护士，面对这个案例你如何处理？

（杨运霞）

# 第四章　护理工作中的关系沟通

本章PPT

## 能力目标

1. 掌握护患关系的概念、性质和特点；熟悉护患关系的基本模式、发展过程、影响因素；了解护士与患者家属、医院其他工作人员之间的沟通技巧。

2. 能对患者做出正确评估，选择合适的护患关系模式；能正确运用促进护患关系的沟通技巧。

3. 培养学生具有谨言慎行的职业态度，尊重、关爱患者的职业情感；培养学生具有团结协作的团队合作意识。

## 第一节　护士与患者的关系沟通

### 情境导入

22时，心内科病房，中夜班护士在吧台交接患者病情，噪音略大。10床68岁的冠心病患者因第二天要做导管介入术比较焦虑，他的病房正对吧台，觉得吧台的声音打扰了他休息，便到护士台提意见。

患者："护士小姐，你们说话声音太响了，我被吵得睡不着觉，血压都要高了呀！"

护士看了一眼患者，说："我们正在交班，没有喧闹，你不信可以看监控录像！"

患者不满，提高嗓门道："你这个小护士什么态度，明明声音很响还不承认，你工号多少，小心我投诉！"

护士有点生气，指着走廊名牌栏对患者说："我的工号在那里，反正有监控的录像，我们正常交班，没有喧闹，也没有态度不好，不要冤枉人！"

患者生气地回病房去了，第二天做完手术后写了一封投诉信，交给了护理部。

*Note*

69

思考:1.这封投诉信是否可以避免？这一投诉事件中,护患沟通上出现了什么问题？

2.影响护患关系的因素有哪些？

3.如果您是当班护士,如何与患者进行沟通？

## 一、护患关系的基本内容

护患关系是指在特定的条件下,通过医疗、护理等活动与患者建立起来的一种特殊的人际关系。这种关系的实质是帮助与被帮助的关系,即护士与患者通过特定的护理服务而形成的专业性的人际关系,是医疗服务领域里的一项重要的人际关系。狭义的护患关系是护士与患者之间的关系,广义的护患关系是指护士与患者及其家属、陪护人、监护人的关系。护患关系是护士职业生活中最常见的人际关系,是护士与患者之间的一种工作关系、信任关系和治疗关系,构建和谐、平等、信任的护患关系是护理工作者的重要职责。因此,护患关系除了具有一般人际关系的特点外,还具有专业人际关系的性质和特点。

### (一)护患关系的性质

**1. 帮助性的人际关系** 护士对患者的帮助一般发生在患者无法满足其基本需求时,护患之间通过提供帮助与寻求帮助形成特殊的人际关系。帮助系统包括医生、护士、辅诊人员及医院的行政管理人员等;被帮助系统包括患者、患者家属、亲友和同事等。帮助系统的作用是为患者提供服务,履行帮助职责,而被帮助系统则是寻求帮助,希望满足帮助需求。在帮助和被帮助两个系统中,护士与患者的关系不仅仅代表单个护士与患者个人的关系,而是两个系统之间关系的体现,护士群体中任何一位个体对患者的态度、责任心等,都会影响患者对护理质量的整体评价。因此,良好的护患关系不仅要求护士与所负责的患者之间相互尊重、信任,建立良好的关系,而且还要求护士对所有患者一视同仁,真诚帮助。

**2. 专业性的互动关系** 护患关系是护患之间相互影响、相互作用的专业性互动关系,不是护士与患者之间的简单关系,这种互动关系不仅局限在护士与患者之间,也表现在护士与患者家属、朋友和同事等社会支持系统之间,是一种多元性的互动关系。互动双方的个人背景、情感经历、受教育程度、性格特点、对健康与疾病的看法以及不同的生活经验都会对相互间的感觉和期望产生影响,并进一步影响彼此间的沟通和护患关系的建立与发展。护患之间达成健康行为的共识,就是一个专业性的互动过程。

**3. 治疗性的工作关系** 护士作为一名专业帮助者,有责任使护理工作起到积极的治疗作用,使护患关系成为一种治疗性的工作关系。护士要了解患者目前的健康状况,制订积极有效的护理计划和措施来满足患者基本需要。在治疗过程中,患者一般不具备维护自己权益的知识和能力,许多权益都是靠医护人员来维护的,患者往往处于比较被动的地位。因此护理人员更应专业、耐心、细心,通过良好的治疗性的工作关系有效地减轻或消除患者因为疾病、环境和诊疗过程产生的压力,促进疾病的康复。护士与患者建立并保持良好的护患关系可起到治疗作用。

**4. 护士是护患关系的主导者和主要责任者**　在护患关系中,患者由于疾病的折磨来到医院接受治疗,是处于被动接受帮助的地位,护士通过专业知识和技能为患者提供护理服务,处于护患关系的主导地位。因此,护士行为在很大程度上决定了护患关系的发展趋势。一般情况下,护士是促进护患关系向积极方向发展的主要推动者,也是护患关系的主要责任承担者,护士应对护患关系的建立与发展负主要责任。

（二）护患关系的特点

**1. 独特性**　产生于患者接受医疗护理的过程中,具有时间、地点和人物的特定性。

**2. 短暂性**　在医疗护理期间所维持的、短暂的人际关系。

**3. 目的性**　护患关系建立后,护士全面、系统地评估患者的健康状况,找出护理问题,制订和执行护理计划,解决护理问题,其最终目的是促进患者早日康复,提高患者的健康水平。

## 二、护患关系的基本模式

1956 年美国学者 Seaz 和 Hollender 提出了 Seaz-Hollender 护患关系模式,该模式将护患关系归纳为三种模式,分别为主动-被动型、指导-合作型、共同参与型(表 4-1)。这种护患关系的划分模式是广泛被医学伦理学与医学社会学界所引用的一种典型的护患技术关系模式。

表 4-1　Seaz-Hollender 护患关系模式

| 护患关系模式 | 护士地位 | 患者地位 | 适用范围 | 类似关系 |
|---|---|---|---|---|
| 主动-被动型 | 主动地位 | 被动地位 | 重、急症等无意识状态 | 父母-婴儿 |
| 指导-合作型 | 指导地位 | 合作地位 | 急性病有意识状态 | 父母-青少年 |
| 共同参与型 | 帮助患者 | 主动参与 | 慢性病和心理治疗 | 成人-成人 |

（一）主动-被动型

这是一种传统的护患关系模式,将患者置于被动地位,护士处于主导地位,具有绝对的权威。这种模式适用于手术、麻醉等意识障碍患者、精神疾病患者、婴幼儿或缺乏自理能力的患者。这种模式的缺陷是由于过分强调护理人员的权威,忽略了护患之间语言和情感上的沟通,忽视患者主观能动性的发挥,因而难以得到患者的默契配合,甚至有些本来可以避免的差错、事故也会因得不到及时地纠正与补救而发生。

（二）指导-合作型

这是目前我国临床工作中最常见的护患关系模式。该模式下,护理人员的作用占优势,护士起指导作用,患者配合护士的工作,护士是主角,患者是配角。这种模式适用于急诊患者的治疗与照护。一般这类关系模式发生在患者病情并不严重的情况下,患者意识清醒,有正常的感知能力、情感、意志和行为。这种关系模式相对于主动-被动型有了一定的进步,患者在护理实践中具有一定的主动性,有利于提高护理质量,减

71

少、避免一些医疗差错的发生,有利于护患关系的改善。其不足之处在于,一旦患者未达到治疗期望值或发生不良并发症,较易引发护患关系紧张。

（三）共同参与型

这是一种以平等关系为基础的护患关系模式。护患双方有共同的诊疗目标,双方积极配合、共同参与,是双向的、合作的关系,这是贯彻"以患者为中心"的整体护理观念较为理想的护患关系模式。这种模式对患者的要求较高,多适用于患有慢性病并具有一定文化水平及医学知识的患者,强调护患双方是平等的,护患双方共同参与护理措施、护理计划的制订和实施,能充分发挥患者的主观能动性,促进护患之间的沟通交流,有利于患者的身心康复。护理人员在照护过程中应当重视健康指导,使患者及其家属享有知情权,并参与照护方案的讨论与决策,提高患者治疗的依从性,并建立良好的护患关系。

在护理实践活动中,以上三种护患关系模式不是独立,而是难以分开的。护理人员要根据具体情况,选择合适的护患关系模式,满足患者需要,确保护理服务质量。

## 三、护患关系的发展过程

护患关系的发展是一个动态的过程,一般分为初始期、工作期和结束期三个阶段。三个阶段相互重叠,各有重点。

（一）初始期

初始期又称熟悉期,是护士与患者的初识阶段,也是护患之间开始建立信任关系的时期。此期的工作重点是建立信任关系,确认患者的需要。

（二）工作期

工作期是护士为患者实施治疗护理的阶段,也是护士完成各项护理任务、患者接受治疗和护理的主要时期。此期的工作重点是护士通过高尚的医德、熟练的护理技术和良好的服务态度,赢得患者的信任、取得患者的合作,最终满足患者的需要。

（三）结束期

经过治疗和护理,患者病情好转或基本康复,达到预期目标,可以出院休养,护患关系即转入结束期。此期工作重点是护士与患者共同评价护理目标的完成情况,并根据尚存的问题或可能出现的问题制订相应的对策。

## 四、影响护患关系的因素

影响护患关系的因素是多方面的。由于护士与患者接触的机会最多、最密切,因此,护患之间也最容易发生关系冲突,从而影响护患关系的健康发展。分析影响护患关系的原因,主要有以下六个方面的因素。

（一）信任危机

信任感是建立良好护患关系的前提和基础,是患者接受护士进行护理工作的先决条件,更是护患之间有效沟通的前提。

**1．服务意识**　只有具有高尚职业情感的护士，才能在护理工作中以患者为中心，表现出良好的服务态度和认真负责的工作精神，这是护患之间建立信任感的主要因素。端正服务意识，主动热情、细致周到地为患者服务是建立良好的护患关系的有效方式。

**2．专业水平与沟通能力**　在护理工作中，护士用专业的行为体现专业的水平。扎实的理论知识和娴熟的操作技能是赢得患者信任、建立良好护患关系的重要环节。由于专业水平与沟通能力的欠缺而出现的差错、失误，是患者难以对护士建立信任感的主要原因。

（二）角色模糊

角色模糊是指角色扮演者对其承担的角色行为标准认识不清或缺乏理解。角色群体中的每一个人都应明确自己所承担的角色功能，并努力按照角色的功能特征去行动，才能使角色群体的行为与人们的期望相一致。如果双方对各自的角色理解不一致，就会因为对方的言行不能达到自己的期望值而出现关系紧张或沟通障碍。

**1．护士角色模糊**　随着护理学科的发展、医学模式的转变，新型护患关系使护士角色的内涵和外延不断扩展，护士的专业知识水平不断提高，护理服务的对象不断拓展，护士在护理实践中肩负着多种角色功能。部分护士还是固守传统的护理观，对护士角色的认识还停留在单一的照顾功能方面，还认为护士工作仍然是机械执行医嘱和简单地完成治疗护理操作，不能全方位、动态了解患者的身心以及社会需要，不能积极主动地为患者提供各种帮助，这些都是护士角色模糊的表现。

**2．患者角色模糊**　一个人患病以后通常会发生行为模式的改变，如高度地以自我为中心过分关注自己的健康状况、对医护人员及家人的依赖性增强等，如果患者不能转变观念会出现对患者的角色不适应，把自己当作一名被动的求助者，不能积极地参与医疗护理过程，该说的不敢说，该主动配合的不主动配合。与患者角色不相适应的行为表现如不积极参与康复护理、不服从护士的管理、向护士提出无理要求等，最终会导致护患之间发生矛盾冲突。

（三）责任不明

护士为患者提供帮助始终是护士角色功能的基本内容，而患者接受护理服务是所有患者主要的角色特征，当护患双方对自己的角色功能认识不清时，对自己应承担的责任和义务不了解也会导致冲突。护患关系的责任不明主要表现在两个方面：一是由谁承担患者的健康问题；二是谁对患者的健康状况负责，对这两个问题护患双方都缺乏明确的回答。事实上，护患关系中的许多矛盾冲突经常是因为双方不能正确认识自己应承担的责任和义务而产生的。如果患者不知道不良的心理状态、生活习惯、社会因素等可以导致抵抗力下降和疾病发生，不知道自己应该对自己的健康状况承担什么责任，就会把疾病康复、健康问题和治疗护理的责任全部推给医生、护士，从而忽视自己应承担的责任。而有的护士受传统医学模式和功能制护理的影响，仍然单纯地认为医护人员不需要对患者因心理和社会因素引起的健康问题负责任。然而新的医学模式认为，患者的不健康行为是可以通过健康教育进行干预并得到纠正的，所以说解决由心理和社会因素引起的健康问题也是现代护士工作的重要内容。

### （四）权益影响

每一个社会角色在社会活动中，都具有相应的权益。要求获得安全和健康的服务是患者的正当权益。但由于大多数患者不是专业人员，缺乏医学知识，加上疾病的因素导致其全部或部分失去自我护理能力和控制能力，使其多数情况下不具备维护自我权益的知识和能力，不得不依靠医护人员的帮助来维护自己的权益。而护士处于护患关系的主动地位，因此在处理护患双方的权益争议时，更容易倾向于护士的自身利益和医院的利益，忽视患者的利益。因而，护士在工作中不仅应主动提供护理服务，还应以热情友善的态度去对待患者，在工作中时刻注意维护患者的合法权益，只有这样，才能真正成为患者权益的维护者和代言人，使护患关系保持良性发展。

### （五）理解差异

由于护患双方的年龄、职业、文化背景和对疾病认知不同，在沟通过程中容易产生理解差异，如患者对护士按照医院的规章制度实施病房环境管理，容易误解为缺乏同情心；患者容易按照自己的思维方式去理解护士职业化的专业术语，如一位糖尿病患者，护士告知其忌糖饮食，他就认为所有的糖类都不能食用。另外，部分患者对护士的职业缺乏理解，不能理解和体谅护士繁忙的工作性质，少数患者甚至对护士的职业产生偏见，重医不重护，认为护士工作是低人一等的服务性工作。以上这些理解差异在护患之间都会影响护患关系的正常发展。

### （六）管理体制

有学者研究发现，我国医院护士的工作量大，工作负荷重，易产生疲劳。由于受到护理体制和护士素质的制约，目前我国的护理服务水平和服务质量还不能满足患者的需要。护士编制的严重不足导致护理服务质量下降，护士没有充足的时间了解患者的所思所想、交谈疾病的病因及预防，护理工作更多的是以完成日常的治疗护理工作为主，难以体现以人为本、以患者为中心的服务理念，无法满足对患者生理、心理、社会及文化等需求的护理，护士用于非直接护理的时间较多，对患者提供直接服务的时间少，护士工作很难满足患者的合理需求，从而影响护患关系的健康发展。

## 五、促进护患关系的技巧

护患关系是一种帮助与被帮助的关系，是护士对患者的帮助，护士在护患关系中处于主动的主导地位。因此，在消除护患关系的负面影响因素，促进护患关系良性发展方面，护士具有不可推卸的责任，并起着主导性作用。

### （一）消除角色不明确的影响

针对护患角色不明确而产生的冲突，最主要的预防及解决方法是个体明确自己及对方的角色。在护患关系上，护士首先应对自己的角色功能有全面且准确的认识，才能使自己的行为符合患者的角色期待。同时护士对患者的角色期待要从实际出发，既要理解患者角色，又要对其常态下的社会角色有一定的了解，这样才能对患者有准确的角色期待，并根据患者的具体情况进行角色指导。

（二）消除责任冲突的影响

个人和群体健康行为的建立，依赖于有效促进健康护理活动的实施。随着疾病谱的变化及人们预防保健意识的不断提高，与人们健康行为有关的疾病也不断增加。健康意识，帮助人们梳理正确的健康观念。诱导和激励人们的健康行为，去除或减少不健康行为。增加对自己及他人健康的责任感，并建立及发展有利于健康的行为。

（三）自觉维护患者的合法权益

获得高质量的护理服务是每位患者的合法权益，而护士在维护患者的权益方面必须发挥主导作用。由于患者对健康护理方面的知识相对不足，需要护士将相关信息准确地提供给患者，并充分维护患者的知情权及参与权，使患者对自己的诊疗护理方案、费用、作用及不良反应能心中有数，并能根据自己的意愿及要求选择诊疗护理措施。

（四）加强护患沟通及理解

为避免护患双方由于对同一事物的理解不同而产生问题，护士需要注意加强与患者的沟通。在护理沟通过程中，注意扩大与患者交流的深度及广度，并注意在新的护理模式的指导下，将沟通的内容扩展到除了诊疗护理信息外的社会文化因素，以获得更多的信息，增加对患者的理解。同时注意在与患者沟通的过程中，应用沟通技巧，注意少用专业术语，或对专业术语进行通俗的解释，以重复、小结等方式减少患者的误解。创造一种平等交流的气氛，鼓励患者不理解时随时发问，以确保双方对问题的理解一致。

# 第二节　护士与患者家属的关系沟通

 情境导入

内分泌病房，20床糖尿病患者小张和前来探视的家属在花园散步聊天，护士在病房没有找到他，错过了餐后两小时测血糖的时间。事后，小张家属的话语中有些责怪当班护士：为什么护士不能及时打电话提醒他测血糖？当班护士认为：入院后就和小张宣教过，糖尿病患者需要学会自我管理！以小张的自理能力和护理级别，记住什么时间找护士测餐后血糖，是小张自己应当负起的责任，且他自己因为和家属散步聊天，擅自离开了病房，护士一时找不到他，怎么能怪护士！

思考：1.这个案例中，护士与患者家属之间的关系冲突的原因是什么？

2.如果你是当班护士，遇到这种情况，你要如何处理好与患者家属的关系？

## 一、患者家属的角色特征

患者患病会给家庭造成不同程度的影响,尤其是家庭的主要成员患病后影响更大。为了照料患者,患者家属不得不调整其角色功能,主要有以下几点。

### (一)患者原有家庭角色功能的替代者

患病期间,患者丧失或部分丧失家庭角色功能,家庭角色功能转移到家庭其他成员身上,由其家庭成员替代。例如,生病的妈妈暂时不能照顾年幼的孩子,照顾孩子的角色由其他家庭成员替代。

### (二)患者病痛压力的共同承受者

患病期间,患者家属不仅要照顾患者的生活,还要筹措治疗费,分担患者不能承担的家庭角色功能,同时还会担心患者疾病的转归。患者家属承担着多重压力,成为患者病痛压力的共同承担者,甚至有时承担的压力会高于患者本人。

### (三)患者的心理支持者

在患者生病期间,患者家属作为患者的家庭支持力量,其无微不至的关怀、悉心周到的照顾,可在患者情绪低落、疼痛或者病情变化的时候,为患者提供精神上的安慰,有效缓解患者的不良情绪、减轻痛苦,鼓励患者建立战胜疾病的信心,促进康复。

### (四)患者生活的照顾者

患病期间,患者生活部分或全部不能自理,其自身不能满足的需求需由家属和护士给予。照顾、陪伴患者,满足患者的健康需求成为患者家属的重要生活内容之一。

### (五)患者治疗护理计划与实施过程的参与者

由于一些危重症患者、婴幼儿、精神异常患者的表达能力降低或缺失,患者家属成为其重要的代言人,代替其与护理人员进行沟通,同时参与护理计划的制订并协助完成护理计划的实施。

## 二、护士与患者家属的关系冲突

### (一)角色期望冲突

患者家属往往因亲人的病情而承受不同程度的心理压力,并产生紧张、焦虑、烦躁、恐慌等一系列心理反应,因而其对医护人员期望值过高,希望医护人员能妙手回春、药到病除,要求护士有求必应、随叫随到、操作无懈可击等。然而,护理工作的繁重、护理人员的紧缺等临床护理现状难以完全满足患者家属的需要,加之个别护士的不良态度及工作方法,往往引发护士与患者家属间的关系冲突。

### (二)角色责任模糊

在护理患者的过程中,家属和护士应密切配合,共同为患者提供心理支持、生活照顾。然而部分患者家属认为交了住院费,医院就应该全权负责,并将所有照顾责任包括一切生活照顾推给护士,自己只扮演旁观者和监督者的角色;个别护士也将本应自己完成的工作交给家属,如输液过程中让患者家属自行更换补液等,从而严重影响护理质量,甚至出现护理差错、事故,最终引发护士与患者家属之间的关系冲突。

### (三)经济压力过重

随着高端诊疗技术、新药的不断开发和应用,医疗费用不断升高,患者家属的经济压力不断加大。患者家属花费了高额的医疗费用,却未见明显的治疗效果甚至疾病恶化时,往往会产生不满情绪,从而引发护士与患者家属间的关系冲突。

## 三、护士与患者家属沟通的技巧

### (一)热情接待探访者

护理人员要主动热情地接待患者家属,向其介绍医院环境和有关规章制度,并嘱咐探视中的注意事项,耐心听取患者家属的意见,对其提出的问题给予相应的解释,对他们的困难提供有效的帮助。

### (二)正确评估与指导

护理人员通过与患者家属沟通,全面评估患者家属的沟通能力,应用恰当的沟通技巧加强与患者家属的沟通。同时指导患者家属积极参与,使他们能更好地起到照顾和支持患者的作用。指导年幼、年老、残疾患者家属协助患者恢复自我照顾能力。

### (三)尊重患者家属的知情同意权

患者家属有权了解有关患者疾病的所有信息,重视、满足患者家属的知情同意权是尊重患者及其家属基本权利的体现。护理人员应理解患者家属的心情,主动向患者家属介绍病情、治疗及护理措施、预后等相关内容,使患者家属全面了解患者的身体情况。

### (四)耐心听取患者家属的情况反映

患者家属出于对患者的关心,对患者病情的观察往往会更加仔细、全面,会发现一些护理人员难以察觉的细微变化。耐心听取患者家属的反映,对治疗和护理会有所帮助。

### (五)主动提供心理支持

少数患者家属由于长期照顾患者,自身疲惫不堪,正常的生活秩序被打乱,加上经济、工作等方面的问题,其往往会产生厌烦、冷漠的心理反应,这些消极的心理反应可能会在患者面前流露出来,影响患者的情绪。护理人员应耐心细致地做好患者家属的思想工作,减轻患者家属的心理负担,共同稳定患者的情绪。

# 第三节　护士与医院其他工作人员的关系沟通

## 情 境 导 入

急诊病房,2床高热患者小张的血培养药敏试验显示,小张体内的致病菌对青霉素类药物敏感,但是小张回忆自己小时候好像曾经青霉素过敏。医生觉得小时候的回忆不可靠,让护士先做青霉素皮试,看结果再使用。护士则表示不能执行,因为青霉素过敏患者是不可以做青霉素皮试的,否则可能导致不良后果。

思考:1.这个案例中,护士与医生之间发生冲突的原因是什么?

2.如果你是当班护士,遇到这种情况,你要如何在保证医疗护理安全的基础上,处理好与医生之间的关系?

## 一、护士与医生之间的关系沟通

### (一)医护关系模式

护理实践中,只有医生和护士密切合作、相互配合,才能为患者提供高质量的服务。医护关系是医疗关系中最重要的部分,是医生和护士在为患者服务中相互交往而形成的工作关系。医护关系有以下两种模式。

**1. 主导-从属型**　在早期的护理学历史发展阶段,人们认为护士是医生的助手,护理人员只能机械地执行医嘱和常规护理,医生处于主导地位,护理人员从属于医生。这是一种传统的医护关系模式,不利于护士主观能动性的发挥。

**2. 并列-互补型**　现代护理学是一门独立的应用性科学,其有独特的、完整的理论体系,不再是从属于医疗的技术性职业,与医疗的关系是彼此相互关联、相互依存的平等协作关系。主导-从属型医护关系模式已经被并列-互补型医护关系模式所取代。护理人员由传统的执行医嘱转变为以护理程序为手段,对患者进行全身心的系统化整体护理。

新型医护关系模式有以下三个特点:①紧密联系,缺一不可:医疗、护理是两个并列的要素,在疾病康复过程中各有侧重,两者共同完成疾病诊疗护理的全过程。没有医生的诊疗,护理工作就无法展开,而没有护理工作的有效实施,医生的诊疗方案也形同虚设。②相互独立,不可替代:医生与护士既有联系,又相互独立。在为患者服务时两者只有分工不同,没有高低之分。在诊疗工作中,虽有护士的参与,但医生起主导作用。而在护理工作中,护士根据病情和诊疗方案,运用整体护理理念,明确护理问题,制订护理方案,实施整体护理。护理问题既包括了医护合作性工作,也包括了护士独立完成的工作。③互相监督,互补不足:在临床工作中,医护之间可以通过工作关系相互监督对方的医疗护理行为,有效预防医疗差错、事故的发生。

（二）影响医护关系的主要因素

**1. 角色心理差异**　在为患者提供健康服务的过程中,医护双方各有自己的专业技术领域和业务优势,是一种平等的合作关系。但是,由于长期以来受传统的主导-从属型医护关系模式的影响,部分护士对医生产生依赖、服从的心理,在医生面前感到自卑、低人一等。此外,也有部分高学历的年轻护士或年资高、经验丰富的老护士与年轻医生不能密切配合,均会影响医护关系的建立与发展。

**2. 角色压力过重**　受传统"重医轻护"观念的束缚,一些医院由于医护人员比例严重失调、岗位设置不合理、医护待遇悬殊等因素,导致护士心理失衡、角色压力过重,变得脆弱、紧张和易怒,从而导致医护关系紧张。如果护士将这些不良情绪带到工作中,不注意服务态度和工作方法,稍有不慎还可能影响护患关系。事实上,护士承受着生存压力、职业良心、患者及其家属、医院和医生的多重压力。

**3. 角色理解欠缺**　医护双方对彼此专业、工作模式、特点和要求缺乏必要的了解,导致工作中相互埋怨、指责,从而影响医护关系的和谐。一方面,医生在工作中不按规范要求书写处方、医嘱单等医疗文件,影响护士工作程序;医生不遵守物品管理制度,只用不管,用后不清理,随意丢弃,影响物品、器械和无菌包的清洁、消毒与周转,从而影响护士工作;医生开医嘱拖拉、缺乏计划和重点,使护士工作量加大,负担过重。另一方面,护士在工作中不能及时、准确、无误地执行医嘱,或观察病情不仔细,或护理技术不熟练,或治疗不到位等表现也可使医生产生抵触情绪,双方的因素均会导致医护之间的矛盾。医护双方如果缺乏沟通交流,长此以往,必然破坏医护间的平等合作关系。

**4. 角色权利争议**　医护根据分工,各自在自己职责范围内承担责任,同时也享有相应的权利。但在某些情况下,医护双方常常会觉得自己的自主权受到对方侵犯,从而引发矛盾。例如,《护理条例》规定,护士发现医嘱违反法律、法规、规章或者诊疗技术规范规定的,应当及时向开具医嘱的医生提出;必要时,应当向该医生所在科室的负责人或者医疗卫生机构负责医疗服务管理的人员报告。但是在临床工作中,当护士对医生所开医嘱持有异议时,便可能产生自主权争议。医生认为开医嘱是医生的事,自己会对此负责,不需要护士来干涉;护士则认为法律规定自己有权对不妥当的医嘱提出异议,医生应当接受意见。

（三）医护沟通技巧

**1. 把握角色、各司其职**　护士应主动向医生介绍护理专业的特点和学科的新进展、新理论、新知识、新技术等,以得到医生的理解和支持。医生的主要责任是做出正确的诊断和采取恰当的治疗手段。护士的责任是能动性地执行医嘱,做好患者躯体和精神护理,向患者解释医嘱内容,取得患者的理解和合作。在护理工作中,护理人员有责任在执行医嘱前认真核对,当核对发现问题时,应当及时告知医生,加以纠正。在医护沟通中,护士应当克服消极服从、自我轻视的心理,医生也要克服自傲、唯我独尊的心理,一切以患者的利益出发,把握好原则,精诚合作,共同承担起救死扶伤、治病救人的重任。

**2. 真诚合作、互相配合**　医生和护士在为患者服务时,只有分工不同,没有高低之分。医生和护士虽然工作的对象、目的相同,但工作的侧重面和使用的技术手段不尽相同。医生除为患者做出正确的诊断和采取恰当的治疗手段外,要指导和协助护士完成特殊的护理工作。护士除了准确无误地执行医嘱完成治疗和护理工作外,要深入病房观察病情,及时向医生提供必要的信息,积极配合医生做好患者的心理护理,完成健康教育。加强沟通是确保医护双方信息畅通、团结协作的基础,医护双方应在相互尊重的基础上,相互支持、相互理解、相互配合,营造良好的氛围,共同为患者康复负责。

**3. 关心体贴、互相理解**　医护双方要充分认识对方的作用,承认对方的独立性和重要性,支持对方工作。护士要尊重医生,主动协助医生,对医疗工作提出合理的意见,认真执行医嘱。医生也要理解护士的辛勤劳动,尊重护士,重视护士提供的患者情况,及时修正治疗方案。当医护双方对患者的治疗与护理有不一致意见的时候,应当心平气和地进行沟通,充分表达自己的观点,陈述理由,综合考虑利弊,最后达成共识。避免不必要的争执,更不要在患者面前互相议论,这样不仅会影响医护关系,也会使患者产生不信任感。

**4. 互相监督、建立友谊**　任何一种医疗护理差错、事故都会给患者带来痛苦和灾难。因此医护双方在工作中应当建立和谐健康的工作友谊,相互信任,相互监督,积极沟通,避免差错隐患。

## 二、护士与护理管理者之间的沟通

影响护理管理者与护士之间关系的因素主要来源于双方在要求、期望值上的差异。

### (一)护理管理者对护士的要求

作为护理工作的基层管理者、护士的直接领导,护理管理者对护士的要求主要体现在以下四个方面:①希望护士有较强的工作能力,能按要求完成各项护理工作;②希望护士能够服从管理,支持科室工作;③希望护士能够处理好家庭与工作的关系,工作时全身心投入;④希望护士有较好的身体素质,能够胜任繁忙的护理工作。

### (二)护士对护理管理者的期望

作为护理工作的具体实施者,护士对护理管理者的期望主要表现在以下三个方面:①希望护理管理者具有较强的业务能力和组织管理能力,能够在各方面给予自己帮助和指导;②希望护理管理者能严格要求自己,以身作则;③希望护理管理者能够公平公正地对待每一位护士,关心每一位护士。

### (三)护士与护理管理者之间的关系冲突

一方面,护理管理者在临床工作中常因过分关注工作任务的完成情况而忽略了对护士的关心,或偏爱工作能力强的护士、批评指责工作能力弱的护士,或批评下属不注意方式和方法,使个别护士产生不良情绪。另一方面,个别护士不能体谅护理管理者的难处,过分强调自己的困难,一味要求照顾,不能从自身角度反省存在的问题,不能从科室工作大局考虑,进而造成了护士与护理管理者之间的关系冲突。

(四)护士与护理管理者之间的沟通技巧

护士与护理管理者之间因为角色不同、期望值的差异,必然存在一些关系冲突。因此护士与护理管理者之间更需要进行有效的沟通,双方应当以"为患者服务至上"和相互尊重为指导思想,多一些换位思考,多一些相互理解、相互帮助、团结协作,以积极的方式去沟通,维护好护理团队的和谐。

护士在与护理管理者沟通的时候,掌握一些沟通技巧,能够达到更好的沟通效果。沟通技巧有以下几点。

(1)首先明确自己与护理管理者沟通的目的。

(2)设想护理管理者的疑惑,事先准备答案。

(3)选择合适的沟通方式与时机。

(4)注意礼仪,打扮得体,可化淡妆。

(5)注意首因效应,有礼貌,面带微笑,充满自信,学会用微笑去感染护理管理者。

(6)注意语言表达技巧,简明扼要,重点突出,用事实、数据说话,不要一味地奉承和附和,掌握交谈四忌(打断、补充、质疑、纠正)。

## 三、护士与护士之间的关系沟通

(一)影响新、老护士之间关系的主要因素

新、老护士之间往往由于年龄、身体状况、学历、工作经历等方面的差异,相互之间缺乏理解、尊重,从而相互埋怨、指责,导致关系紧张。刚参加工作的年轻护士缺乏工作经验和人际沟通能力,但进取心强,不愿墨守成规,有一种"初生牛犊不怕虎"的劲头。个别年轻护士会嫌弃老年护士观念落后、古板、不倒夜班、工作压力小、高职称、高工资。而老年护士则以年龄大、高职称、能力强、经验足自居而排斥年轻护士,对年轻护士的一些行为看不惯,造成双方关系紧张。

(二)影响不同学历护士之间关系的主要因素

不同学历的护士主要由于学历、待遇的不同,产生心理上的不平衡,导致关系紧张。例如,高学历的年轻护士看不起低学历的中老年护士,而低学历的中老年护士则以丰富的临床经验为荣,处处以老资格自居,觉得高学历的年轻护士眼高手低。

(三)影响护士与实习护生之间关系的主要因素

一般情况下,护士与实习护生容易建立良好的人际关系。但是,个别带习老师对实习护生态度冷淡、不耐心、不指导,就会使实习护生对带习老师产生厌烦心理;同时,如果实习护生不虚心学习、不懂装懂、性情懒散,也会使带习老师产生反感,从而引发矛盾。

（四）建立良好护际关系的策略

无论是护理管理者与护士之间、护士与护士之间，还是护士与实习护生之间发生人际关系障碍，均会影响正常护理工作的进行，因此，建立良好的护际关系是全体护理人员义不容辞的职责。

**1. 营造民主和谐的人际氛围、建立民主意识、加强信息沟通** 护理管理者，既是护理工作的管理者，更是护际关系的协调者，在工作中，应多用情、少用权，要以身作则、严于律己、知人善用、以理服人。作为护士：一方面要尊重护理管理者，服从管理，理解护理管理者的难处；另一方面，护士间要互相帮助、互相学习、取长补短、和睦相处。作为实习护生，要尊重带习老师、主动学习、努力工作。

**2. 创造团结协作的工作环境** 护士之间既要明确分工，又要团结协作，出现困难应互相帮助，发现问题应互相提醒、补救，形成团结协作、和谐向上的工作环境。

**3. 护际沟通中的一些注意禁忌**

（1）有好事不通报。

（2）明知而推说不知道。

（3）进出不互相告知。

（4）有事不肯向同事求助。

（5）喜欢嘴巴上占便宜。

（6）过于敏感。

（7）该做的杂事不做。

（8）在护理管理者面前献殷勤。

## 四、护士与医技、后勤人员的关系沟通

在护理工作中，护士还要经常与放射科、化验室、药房、营养科、康复科等非临床科室及行政、后勤部门的人员交往。由于护士与医技、行政、后勤人员各自的工作职责、工作性质、工作环境及受教育程度不同，在与他们的交往过程中，护士要将患者的利益放在首位，维护患者利益，并以尊重对方为前提，注意体现护士良好的职业素质和修养，理解这些部门的工作，体谅他们的困难，珍惜他们的劳动。沟通中应当注意以下几点。

（1）尊重对方。

（2）沟通前完善准备工作，了解具体问题的具体情况。

（3）态度要诚恳，晓之以理，不要认为情况紧急就可以不具体说明情况。

（4）换位思考，能够理解临床工作的忙和急，也要体谅后勤工作的杂和烦。

（5）运用恰当的称呼和表达方式及幽默的沟通技巧。

沟通双方应真诚友善、主动热情地沟通，以良好的语言或非语言沟通技巧，达到最佳的沟通效果，创造一个愉快、和谐氛围，同时，护士应配合并帮助其他人员共同完成任务，以保证患者治疗护理工作的顺利进行，保证整个医院工作的正常运转，提高医疗卫生的整体水平。

# 综合检测

参考答案

一、单项选择题

1.下列关于护患关系的理解不正确的是（　　　）。

A.护患关系是一种帮助与被帮助的关系

B.护患关系是一种治疗关系

C.护患关系是以护士为中心的关系

D.护患关系是多方面的、多层面的专业性互动关系

E.护患关系是在护理活动中形成的

2.护患关系应为（　　　）。

A.教育与被教育关系　　　　　　B.领导与被领导关系

C.指导与服从关系　　　　　　　D.治疗关系

E.朋友关系

3.在护患关系建立初期,护患关系发展的主要任务是（　　　）。

A.确定患者的护理诊断

B.与患者建立信任关系

C.为患者制订护理计划

D.了解患者对治疗、护理的意见

E.为患者解决健康问题

4.患者,男,67岁,农民。因高血压住院治疗,适用于该患者的最佳护患关系模式为（　　　）。

A.指导型　　　　　　　　　　　B.被动型

C.共同参与型　　　　　　　　　D.指导-合作型

E.主动-被动型

5.患者,女,28岁,医学硕士。因宫外孕急诊入院手术,术后宜采用的护患关系模式是（　　　）。

A.主动-被动型　　　　　　　　B.被动型

C.共同参与型　　　　　　　　　D.指导-合作型

E.支配-服从型

6.患者,男,48岁,突发心肌梗死急诊入院,抢救无效死亡。患者妻子指责接诊护士没有及时联系医生,从而延误抢救导致患者死亡;护士坚持自己已尽职尽责。为此,双方发生争执,其主要原因为（　　　）。

A.理解差异　　　　　　　　　　B.角色期望冲突

C.经济压力过重　　　　　　　　D.角色责任模糊

E.角色权利争议

*Note*

7.护士长对杨护士经常因为孩子请假影响工作而不满,杨护士则认为护士长对她不体谅、缺乏人情味,为此两人关系一直比较紧张。影响她们关系的主要原因是（　　）。

A.期望值差异　　　　　　　B.角色压力过重

C.角色责任模糊　　　　　　D.角色权利争议

E.角色理解欠缺

**二、思考与实践**

1.护患关系的模式有哪三种,分别适用于哪些情况?

2.护士小王是去年参加工作的新同志,她为人朴实,积极肯干。但小王的不足是直脾气,与患者或患者家属沟通的时候,不够婉转,甚至有患者家属到护士长那里投诉小王,说她一到探视时间结束就赶家属离开,就知道按制度办事,不懂变通,不近人情。

问题:护士长该如何就此投诉事件与小王谈话(结合案例作答)?

（范　怡）

# 第五章　护理工作中的治疗性沟通

## 能力目标

1. 掌握治疗性沟通的概念、分类及原则。

2. 能正确运用治疗性沟通的方法与不同的患者进行有效的沟通,解决患者的具体问题。

3. 能在护理工作中正确运用治疗性沟通的技巧,满足患者的需要,促进患者的康复。

本章PPT

## 第一节　治疗性沟通概述

### 情境导入

患者王大爷,支气管炎住院,消瘦。住院期间每天需要静脉输液,因静脉条件不好,对穿刺感到特别紧张。

情境一　护士小张在对患者解释输液的重要性之后,说:"王大爷,我用小针头给您穿刺好吗?您放轻松些就不会那么疼了,来,深吸气!"趁患者放松时,快速地完成了输液操作。

情境二　护士小李说:"9号床! 打针输液了,准备好!"扎好止血带后一边拍打患者手背一边抱怨着:"你看嘛,你的血管长得不好,待会儿我帮你打好后不要多动哦! 不然又要肿了!"

思考:1. 请思考两位护士与患者的沟通会带给患者什么样的感受?

2. 护士小张用到了哪些沟通艺术?影响沟通效果的因素有哪些?

## 一、治疗性沟通的概念与分类

### (一)治疗性沟通的概念

治疗性沟通是指一般性沟通在护理工作中的具体运用。目前对治疗性沟通概念的界定:围绕患者的健康问题,具有服务精神的、和谐的、有目的的、可以起到治疗作用的沟通行为。治疗性沟通的特点如下:以患者为中心;有明确的沟通目标和目的;沟通的发生是不以人的意志为转移;沟通需要护患双方不同程度的自我暴露等。治疗性沟通的双方是护士和患者,沟通的内容属于护理范畴内与健康有关的专业性内容。治疗性沟通具有一般性沟通的特点,但又区别于一般性沟通(表5-1)。

表 5-1　一般性沟通和治疗性沟通的区别

| 项目 | 一般性沟通 | 治疗性沟通 |
| --- | --- | --- |
| 目的 | 加深了解,增进友谊 | 了解情况,确定问题与需求,进行健康教育 |
| 地位 | 双方对等 | 以患者为中心 |
| 结果 | 可有可无 | 建立良好的护患关系,促进健康 |
| 场所 | 不限制 | 医疗机构及与健康有关的场所 |
| 内容 | 不限定 | 与健康有关的医学信息 |
| 态度 | 彼此交换意见 | 以倾听为主,非评判的态度接纳患者,肯定其成绩 |

### (二)治疗性沟通的分类

治疗性沟通分为指导性沟通和非指导性沟通两种类型。

**1. 指导性沟通**　指导性沟通指由护士解答患者提出的问题,或者是护士围绕患者的病情阐明观点、说明病因、解释与治疗护理有关的注意事项以及措施等。指导性沟通可以充分展示护士的专业知识,而且沟通进程较快,需要的沟通时间也少。但在指导性沟通时,护士处于沟通指导的主动地位,护患之间的互动性较差,不利于患者积极主动地参与治疗护理过程。

**2. 非指导性沟通**　非指导性沟通属于商讨问题式的沟通。非指导性沟通有利于患者积极主动地参与治疗护理过程,有利于帮助患者主动改变不利于自身健康的行为和生活方式,帮助患者找出影响健康的有关问题。在非指导性沟通中,由于护患双方地位平等,因此具有患者参与程度高、信息获取量大的特点。但非指导性沟通需要的沟通时间较长,所以较难在护理工作繁忙时开展。

## 二、治疗性沟通的原则

### (一)目的原则

护患之间的沟通是以满足患者需求、促进患者康复为目的的,且有其特定的专业内容。因此,治疗性沟通应围绕沟通的目的进行。

### (二)易懂原则

沟通时应根据患者的年龄、职业、文化程度、社会角色等特点,运用不同的沟通方式,使治疗性沟通的内容通俗易懂,便于患者理解和接受。

（三）和谐原则

沟通过程中应以友善的态度,礼貌的语言与患者及其家属建立良好的护患关系,创建和谐的沟通氛围。

（四）尊重原则

护士在与患者沟通过程中,应认真倾听患者的意见和建议,考虑他们的感受,尊重他们的选择,不要把自己的主观意愿强加给患者。

## 三、治疗性沟通的影响因素

影响治疗性沟通的因素包括护士、患者、情境等多种因素,但护士和患者是其中的两个主要因素。

（一）护士

护士在治疗性沟通中起主导作用,护患双方能否达成有效沟通,更多地取决于护士的职业情感、专业素质和沟通技巧等因素。

**1. 职业情感**　职业情感是指从业者在职业活动时所产生和确立起来的内心情绪和体验,是从事这个职业的人应具备的情感。护士的职业情感是护士本人对护理职业的态度以及决定自己职业行为倾向的心理状态,主要包括对职业的热爱度、责任心以及对其社会地位的自我评价等方面的认知。良好的职业情感能够增强护士的职业稳定性,健全护理人才结构,优化护理人才配置。如果护士缺乏职业情感,就会表现出对患者态度冷淡,漠然视之,缺少热情和关爱,不能从患者的需求和利益出发,容易产生护患间的沟通障碍。例如,患者向护士询问时,由于没有听懂护士的解释再次提问,得到的回答却是"就这么点事,说了几遍你怎么还听不明白",护士对患者的态度极不耐烦。又如,护士为患者静脉输液穿刺没有一次成功时,不但不向患者道歉,反而对患者说,"你的血管太不好打了,还得再给你打一针",护士对工作采取推卸责任的态度。护士在工作中缺乏耐心和对工作采取推卸责任的做法都是缺乏职业情感的具体表现,也是激惹患者产生不满情绪甚至引起护患纠纷的主要原因。

**2. 专业素质**　实践性强是护理专业的特点之一,护士扎实的理论功底和娴熟的操作技能是完成护理工作的基础。如果一名护士理论知识欠缺,那么在为患者提供服务时就会出现问题。如对患者进行用药指导时,会出现对药物的作用机理或副作用说不清楚;回答患者询问健康问题时,会出现对相关的医学常识回答不上来的尴尬局面,并因此影响护士在患者心目中的地位和形象。技术操作是护理工作的重要内容,是完成治疗护理工作的重要保障。如果护士的专业技能不熟练,就不能及时、准确地完成各项治疗护理工作,甚至会延误治疗和抢救时机,如抢救危重患者时不能一针见血、抢救中毒患者时胃管插不进去、为肠道手术患者做术前肠道准备时清洁灌肠不彻底等。由于护士的知识欠缺或技术不熟练等原因,增加了患者不必要的痛苦,同时也会影响患者对护士的信任,甚至影响到以后的护患关系,如患者拒绝某位护士为其做处置、拒绝回答某位护士提出的问题等,从而使护患关系陷入僵局。

**3. 沟通技巧** 护士不仅要有良好的职业情感和丰富的专业素质,还要学会运用各种沟通技巧。沟通技巧能够增加护患间的情感交流并建立亲密关系,是建立良好护患关系的桥梁。如护士在为患者进行输液后,利用帮助患者整理因治疗弄乱的被褥和衣服的时间向患者讲述有关输液的注意事项,使患者在接受治疗护理的同时,不仅掌握了输液中应该注意的问题,还得到了护士的照顾,这样的沟通方式就比护士单纯使用口述方式的效果要好。

（二）患者

治疗性沟通是否有效,除护士方面的因素外,还与患者的疾病程度、个人经历、文化程度、心理状态及生活习惯等密切相关。

**1. 疾病程度** 疾病程度是影响治疗性沟通的主要因素之一。一般情况下,与病情较轻的患者或处于恢复期的患者沟通时阻碍较少;而当患者病情较重时,患者更多的是关心自己病情的发展,生命是否受到威胁,治疗护理措施是否及时有效,医生对自己是否重视等,而对护士提问的回答多较为简单或不愿回答,有时甚至拒绝回答。如一位胃大部切除术后进入恢复期的患者,他会非常高兴与护士沟通,沟通中还会主动向护士提问,对护士的提问也会有问必答。而对于一位急诊入院需要行胃大部切除术的患者,当护士向他询问病史时,他会很不耐烦地说,"我刚才都已经和医生说过了,你怎么还来问,能不能先给我把针打上?"

**2. 个人经历** 个人经历,尤其是患病经历对治疗性沟通会产生一定的影响。患病多年的患者容易理解护士的问话,回答问题时也能够抓住重点,不会离题太远。初次患病或很少患病的患者在护患沟通时容易出现答非所问,不知如何回答,甚至回答有的问题时还会不好意思。对此,护士应该循循善诱,耐心倾听。

**3. 文化程度** 患者的文化程度同样也会影响治疗性沟通的程度与深度。文化程度高、素养好的患者容易沟通,因为他们容易理解护士的提问和接纳护士的建议。而对于文化程度较低的患者,即使是简单的问题,其在理解能力方面也会出现偏差。因此,在与这类患者沟通时,对护士的语言表达、语意传递和沟通能力等方面的要求则更高。例如,护士对一位来自山区,第二天要施行胃大部切除术的患者说,"你明天手术,从今天晚上开始就不要喝水,也不要吃饭"。可是第二天早上手术前,护士再次询问患者时,患者的回答则令护士哭笑不得,"我从昨天晚上开始,既没喝水也没吃饭,只喝了两杯牛奶"。因为对这位来自山区的患者来说,水就是普通的开水,所以不能喝水,但可以喝牛奶;另外,水没有营养,在山区到处都有,什么时候都可以喝,而牛奶有营养,在山区是一种奢侈品,只有生病时才能喝。两种不同的文化,导致两种不同的结果。

**4. 心理状态** 患者的心理状态也是影响治疗性沟通的重要因素。患者的心理状态与疾病的严重程度、治疗效果以及家庭经济的承受能力密切相关。患者病情好转或趋于稳定时,其心理状态就好,对疾病的治疗和康复就充满信心,愿意与人交谈,此时护患沟通的效果好。而当患者病情未出现好转甚至加重时,患者的心理压力就会增加,则不愿意与他人沟通。如:癌症患者在得知自己的真实病情后,会拒绝接受护士关于健康生活方式的帮助;马上要出院的患者如果突然出现病情反复时,会因突然的打击而不再相信医护人员等,从而使护患之间的正常沟通受到影响。

**5. 生活习惯**　生活习惯是一种长期形成的行为方式,是不容易改变的。患者从自己熟悉的家庭环境来到医院,许多生活习惯也要随之改变,如几个人同室居住、频繁的治疗处置、各种嘈杂的声响、不能按时休息、不能与家人相聚、吃不到可口的饭菜等。这些生活习惯的改变容易使患者心理不适应,情绪低落,继而影响护患之间的沟通。

> *知识链接*
>
> ### 阻碍治疗性沟通的因素
>
> 　　在治疗性沟通中,护士居主导地位,有时会因说话简单或其他原因不自觉地阻碍了与患者的深入沟通。影响治疗性沟通的因素有以下几种。
>
> 　　(1)改变话题:护士直接改变话题或对无关紧要的内容做出反应会改变沟通的重点。
>
> 　　(2)说教或主观判断:用说教的口气对患者的处境和感情发表个人的见解会影响患者继续表达自己的感受。
>
> 　　(3)虚假或一般性的安慰:为了使患者高兴,肤浅的安慰会使患者感到护士在敷衍了事,并不真正想了解他的感受,也不能使患者安心。
>
> 　　(4)匆忙下结论或提出解决办法:护士为了想尽快解决患者的问题,不等患者说完就提出意见,往往不能解决患者的真正问题或全部问题,反而使患者感到自己不易被人理解。
>
> 　　(5)不适当地隐瞒真情:会阻碍患者进一步说出自己的顾虑,不能正确地对待疾病。

# 第二节　护士在不同工作岗位的沟通技巧

 ## 情境导入

　　患者张某,女,48岁,车祸致颅脑损伤,处于昏迷中,被家属送入急诊科室。护士让家属坐下来说说患者的情况,家属情绪非常激动,"坐什么坐? 人都要死了还坐……"

　　思考:1.家属情绪为什么很激动?

　　2.如果你是护士,在接诊这样的患者时如何与家属沟通?

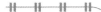

## 一、门诊护士的沟通技巧

门诊是患者到医院就诊的第一环节,是医院面向社会的窗口,门诊护士是患者接触最早的医务人员。护士给患者留下的第一印象直接影响患者对医院的评价,因此,门诊护士的工作态度、礼仪修养也就代表着医院的形象。

**1. 门诊患者的特点** 门诊患者的特点是急、怕、快:病情急、心情急;担心、害怕;希望早点就诊,快点回家。因此患者经常表现出急躁、紧张、恐惧、缺乏安全感等消极情绪。这些情绪很自然地加重了他们的依赖心理,他们最希望得到医护人员的理解、同情和关心,因而对医护人员的言行甚至面部表情都非常敏感,此时护理人员礼貌周到的服务、细心体贴的工作态度、文明端庄的仪表就成了抚慰患者的最好良方,也是解除患者心理恐惧的重要因素。

**2. 门诊护士与患者的沟通艺术**

(1) 仪表:护士的仪表应端庄文雅、大方得体,不浓妆艳抹;工作服清洁平整、无缺损、无污垢;佩戴的胸牌端正、清晰。给患者以文明、专业的感觉,并留下良好的第一印象。

(2) 语言:护士与患者接触时必须做到语言文明、规范,态度诚恳;说话语气和蔼、亲切;语调柔和、悦耳。针对不同的患者采用恰当的称谓,多使用文明礼貌用语,以建立融洽的护患关系。

(3) 眼神:眼睛是心灵的"窗户",通过这个"窗户"向患者传递语言难以充分表达的信息。护士在工作中流露的眼神应与语言、表情、动作协调一致。通常热情、亲切、和蔼的目光,能使患者信心倍增、精神振奋;而责备、淡漠、轻视的目光,会使患者不知所措、心灰意冷、大失所望。

(4) 表情:护士与患者接触时,表情应真诚、热情、面带微笑,表达对患者由衷的关爱、同情和理解,会使患者倍感温暖,从而增强战胜疾病的信心。

(5) 举止:护士的举止是一种无声的语言,总体表现应优雅大方、自然得体,包括护士站、坐、行的姿态,操作中的动作,身体的体态语等。接诊时,护士的站、坐都要端正大方,符合职业规范;进行护理操作时,动作应娴熟、轻稳、规范、协调、准确;身体各部位的体态语表达协调统一,使患者感受到护士的真诚、关爱和理解。

## 二、急诊护士的沟通技巧

急诊患者由于疾病或环境影响,易产生负性情绪,不利于疾病的康复。护士可针对患者的不同情况进行个体化交流与沟通,建立良好的护患关系;了解患者的心理状态,解除心理压力。这样既可以调动患者及其家属配合治疗的积极性,又可以减少不必要的医疗纠纷,获得最佳抢救效果。

**1. 急诊患者的特点**

(1) 焦虑、恐惧:典型表现为情绪过度紧张、惊慌失措、大汗淋漓、全身发抖,迫切要求尽快得到最佳治疗和护理。

（2）急躁、愤怒：典型表现为情绪过于激动，对医护人员大声吵闹，言行富有攻击性，难以自我控制，毫无理智地发泄。

（3）抑郁、绝望：典型表现为攻击性情绪转为攻击自身、沉默不语、表情淡漠，对周围的刺激无反应。

**2．急诊科护士与患者的沟通艺术**

（1）同理心：由于急诊患者有病情急、病情重，严重者甚至危及生命等情况，易引起患者强烈的心理变化，从而产生对医务人员的依赖心理。所以急诊护士应该表现出沉着、冷静、积极配合抢救的工作作风，对患者及时安慰、鼓励，并深表同情；及时给患者解释及指导，提高患者对疾病的了解，增加患者的安全感。护士在接诊、医疗护理的过程中应注意自身的表情，切记不可表现出一副漫不经心、司空见惯的表情。

（2）电话沟通：急救工作具有紧急性、不稳定性的特点。护士在接听急救电话时，态度要真诚，语句要简洁，必须问清对方准确地点、患者病情、有何特殊要求。医护人员应做到心中有数，备齐抢救物品，实施有效急救措施，为挽救患者生命赢得宝贵时间。

（3）重视与家属的沟通：急救工作多数是在事故现场或患者家中，不要忽视与患者家属的沟通，家属的情绪和言行对患者有着很大的影响。所以要及时取得家属的信任，尊重患者及其家属的合理要求，多用协商语言、温和的谈话方式，取得患者家属的信任，使其易于接受采纳合理建议，积极主动配合工作，使急救工作顺利进行。沟通中，避免使用刺激性语言以增加患者家属的心理负担。

（4）注重沟通技巧：急救工作中，医护人员要面对各种急危重症患者甚至抢救无效死亡的患者及其家属。家属一般很难接受现实，希望医护人员能挽救他们的亲人，为此难免会有强烈的情绪反应。此时护士应理解家属的心理，家属情绪激动与医护人员争吵时，护士要保持冷静，等家属情绪稍平复后，再与家属沟通，解释澄清争吵的事件。必要时保持沉默并不意味着做错了什么，而是护理人员专业素质的体现。

从事急救工作的护士除了有普通护士的辛劳外，还要有承担出现重大伤亡事故的能力和勇气。面对各种传染性疾病患者，护士要用科学的工作方法，为患者提供优质服务。任何逃避和恐惧都是缺乏专业素质的表现。

**知识链接**

**如何有效地表达歉意——SORRY 法**

Speedy——及时，要向患者及时表达歉意，拖延会引发双方关系破裂。

Open——坦诚，诚恳的态度是表达歉意的基础，没有人会接受不真诚的道歉。

Relevant——易懂，不要过多使用专业术语，而是应使用对方熟悉的语言和词汇进行简明的阐述。

Responsive——反应迅速，要提出建设性的改进措施，尽量减少伤害。

Yours——敢于承担责任，推卸责任解决不了任何问题。

### 三、病房护士的沟通技巧

**1. 住院患者的特点**　患者住院后,生活环境和生活规律发生改变,原有的生理、心理平衡被打乱,从而产生各种生理、心理反应。此时,病区护士热情礼貌地接待患者,关怀、体贴患者,安慰患者,就能使患者焦虑不安、孤独、陌生的心理感受得到莫大的宽慰和缓解,从而安心住院治疗、静心修养,配合治疗和护理。

**2. 患者入院时的护士沟通技巧**　首先,要给入院患者留下良好的第一印象,护士应做到热情礼貌、落落大方、彬彬有礼、关怀体贴地接待每一位住院患者,使患者感到温暖和亲切。

（1）病区办公护士的接待沟通技巧:护士面对患者及其家属来办理入院手续时,须立即停下手中的工作主动介绍。根据患者的病情轻重选择不同的迎接方式,如病情较轻的患者应微笑迎接,亲切问候并安排就座,主动自我介绍:"您好! 我是办公护士××,今天由我接待新患者,请问您是要住院吗? 请把住院手续拿给我办理。"耐心指导和帮助其办理好住院。如果是面对有门诊护士护送、病情较重的患者,应立即通知责任护士先将患者带到病房,与护送工作人员交接清楚,并及时通知值班医生进行治疗。同时对患者患病的不幸表示同情和关心,然后对患者住院做详细指导和安排,尽可能消除患者的陌生感,缓解他们焦虑、紧张的心理,使其安心配合治疗和护理。杜绝态度生冷、脸色难看,甚至恶语斥责患者的现象。

（2）责任护士介绍的沟通技巧:患者办理好住院手续后,责任护士将患者带到床旁,并向患者及其家属做自我介绍,"（恰当地称呼患者）您好! 我是您的责任护士××,您的主管医生是××,医术很好,请您安心养病,这是床旁呼叫器（教会患者使用）,有事请找我。"接着介绍同室病友、病房环境、病房探视陪伴制度等,使患者尽快适应角色的转化。介绍时要耐心、细致,语速适中,内容一次不宜过多。注意语气和措辞,多使用"请""谢谢"等礼貌用语,避免使用"必须……""你要……"等命令式语言。

**3. 住院过程中的护患沟通艺术**　患者住院期间,护士与患者接触最多,在工作中护士的言谈举止不仅直接影响着患者的心理及治疗效果,也影响着护理工作质量。为了达到最佳的治疗、护理效果,提高患者满意度,病区护士需做到以下几点。

（1）举止端庄、大方得体:护士在工作中的站、坐、行、蹲应自然优美、大方得体;各种操作姿态应规范、舒展、准确、具有美感,给人以安全、优雅、干净利落的感觉。例如,推治疗车轻、稳,开、关门轻,走路轻,各项操作娴熟、稳准等表现,可获得患者及其家属的信任。反之,护士在患者及其家属面前惊慌失措、举止浮躁,操作不熟练、不规范,则会加重患者及其家属的怀疑、害怕和不信任感,给治疗护理带来负面效应。

（2）亲切温暖、关怀尊重:作为病区护士应清楚新入院患者的心理。通常患者都希望自己能得到医务人员的关注和尊重,获得最好的治疗、护理。因此,病区护士在查房、治疗、护理时都应亲切地称呼问候患者有对患者亲切的称谓和问候。要求患者配合时应说"请您……",得到患者配合后礼貌地说"谢谢您"或"谢谢您的配合"。在与患者交谈时,应面向患者,看着患者的脸说话,以示对他的尊重,不能一边说话一边做事。

在接触过程中主动关心患者,需要时搀扶一下、盖被或倒一杯水等就能使患者产生一种亲近、信任和敬重之情,缩短与患者的距离。在繁忙的护理工作中,护士要善于控制自己的情感。不论什么原因带来的个人思想不愉快、情绪不佳等,都不得在患者面前表露出来。

（3）灵敏快捷、安全准确:灵敏快捷、安全准确的护理服务很容易获得患者的信赖和尊重。护士应在长期的临床实践中,理论联系实际,勤奋学习专业知识和科学文化知识,不断培养科学的临床思维能力,不断总结,积累临床经验;以保证自己在面对不同患者时能准确判断、处理及时、动作规范,挽救患者生命。

（4）技术娴熟、操作规范:能让患者产生安全感的重要因素。作为一名合格的护士,要不断地钻研业务,熟练掌握护理操作技能,学习现代护理新技术、新业务,更好地服务于临床工作。

**4. 出院时护士的沟通技巧**　患者痊愈出院时,病区护士应做到以下几点。

（1）出院前应真心祝贺。患者快出院时,责任护士应真诚地对患者的康复表示祝贺,如"××阿姨（或叔叔、奶奶等）,祝贺您可以出院了,今天您的气色很不错,真为您高兴! 感谢您对我们工作的理解、支持和配合,出院了希望您能对我们的工作提出宝贵的意见和建议"。同时,对自己工作上的不足向患者深表歉意,并表达对患者一如既往的关心,随时都会为患者提供力所能及的帮助。

（2）出院时细心指导。出院时,责任护士应对每一位患者做好耐心、细致的出院指导。在指导和帮助患者办理出院手续时,告知患者疾病的治疗情况,如何自我控制情绪、调节饮食起居,如何服药等,使患者能更好地适应出院后的生活,并详细讲述出院后的注意事项及复查时间。

（3）送别时礼貌道别。患者办理好出院的所有手续后,责任护士可协助患者整理用物,必要时将患者送到门口、电梯口或车上,与患者礼貌道别,道别时禁忌使用含有"欢迎再来"之意的道别语。

## 四、手术室护士的沟通技巧

由于手术室环境特殊,护士工作性质特殊,不允许工作中出现任何差错、事故以免给患者造成伤害。所以,手术室护士必须严格要求自己,养成严谨、认真细致的工作作风,以最好的精神面貌、心理状态和工作态度获取最优的护理服务质量和最佳的工作效率。

**1. 术前工作礼仪**　手术对患者来说,不仅对生理方面有创伤性的刺激,在心理方面也是一种较强的刺激。通常大多数手术患者都会产生紧张、恐惧、焦虑等不良心理,这就要求手术室护士在协助医生进行手术治疗的同时,还要自觉地以文明礼貌的言行去关心、尊重患者,尽可能地减轻或消除手术对患者产生的不良心理影响,从而保证手术获得成功。

（1）术前签字的沟通艺术:术前签字是医院的一种常规工作制度。通常情况下,由医务人员给患者及其家属解释治疗方案及预后,征得其同意签字后安排手术。该工作流程第一说明医务人员尊重患者对自身治疗的自主权,以及对患者人格和权利的尊重。第二说明患者及其家属对医务人员的信任,对手术治疗方案的认可,并愿意承担手术的一切后果及责任。因此,术前沟通的内容和技巧至关重要,必要时可录音。

①体现严肃认真、文明礼貌。有针对性的沟通方式和技巧不仅能让患者及其家属感受到医护人员的真诚、礼貌及科学、严谨的工作态度,而且能使其明白手术治疗的重要意义,自愿接受医生的手术建议。所以医生一定要实事求是地向他们讲清楚手术原理、常用方法和可能出现的有关问题,尤其是一些新开展的手术,必要时可邀请患者及其家属旁听术前讨论会,让患者及其家属感受到医务人员的责任心和事业心,从而减轻他们的顾虑和不安,坦然地面对手术。当然,沟通时还要注意内容的客观性和全面性,让患者及其家属心中有数,同时也为自己留有余地。绝不能主观片面,只挑好的说或只强调患者的责任,更不能因为措辞不当而引起误会,留下医患纠纷的隐患。

②敢于承担责任,信守职业道德。敢于承担责任和风险不仅是对患者的尊重,也是医学职业道德的要求。诚信守诺本身就是一种礼仪道德的体现。医务人员应当信守职业道德,以宽广的胸怀、强烈的责任心和使命感,勇敢承担起属于自己的工作责任和风险,而不能把患者及其家属的签字作为推卸责任的借口。

(2)术前访视:针对患者术前常见的紧张、焦虑、失眠等不良心理反应,应认真做好患者的术前疏导工作。

①加强沟通,亲切交谈。手术前一天,巡回护士在探视时间访视患者,亲切、平等地与患者交流,详细了解患者的心理状态、生活习惯、社会背景、性格特征。有针对性地向患者解释,还要与患者家属多沟通,使家属协助患者减轻术前紧张、焦虑等情绪。与患者沟通时先做自我介绍,态度和蔼、耐心细致地向患者介绍手术室环境、手术体位、麻醉方式等,交代术中注意事项,并指导家属手术当日在手术室外休息室等候,以便术中出现特殊情况及术后看标本时能与家属直接沟通。

②讲究技巧,满足需要。护士交谈时应注意选择适宜的时间,时间不宜太长,内容不可太多;语言应通俗易懂、措辞准确,如可以将各种体位、为何要禁食等事项制成图表的形式向患者讲解,以便于理解、接受和配合。交谈中避免说出一些会引起患者不安的词语,如死亡、癌症等。通过交谈,使患者解除或减轻心理压力,获得安全感,主动配合手术。

(3)接患者入手术室的礼仪:手术前,患者由手术室护士负责接到手术室,虽然过程很短,但却是病房护理工作向手术室护理工作过渡的重要阶段,手术室护士须做到以下两点。

①仔细查对,防止差错。手术前护士到病房接患者时,要用礼貌的语言仔细核对患者的科室、床号、姓名、性别、年龄、诊断及手术名称等,防止接错患者造成医疗事故。例如,肝胆科,1床,王刚,男,40岁,干部,胆结石。核对时可以这样说"叔叔,您好!可以告诉我您的床号和姓名吗?请允许我查看一下您的手腕带,我是手术室护士小李,今天要给您做手术,您知道吗?您知道给您做什么手术吗?手术前的准备完成了吗?"注意提问时不要太急,或不要连续问,要给患者充分的回答时间。

②安慰鼓励,减轻压力。虽然术前已有病房护士及巡回护士做了术前的心理疏导,有些患者还是会有紧张、焦虑、恐惧的心理问题,因此,需要迎接的手术室护士语言亲切、态度和蔼、严谨认真地再次给患者解释及进行心理疏导,使患者放松,配合手术。

**2．术中的沟通艺术**　礼待术中患者是医务人员必须遵守的礼仪规范。手术时,医务人员除了认真仔细、规范操作外,还应尽量避免一些无关的言谈和表情,举止也要安详、从容,以减轻患者的心理压力。

（1）视患者如亲人:无论手术患者的社会地位、年龄长幼、经济状况等情况如何,均应满腔热情、耐心细致地照顾好术中患者。如进手术室时,护士应平车运送或步行护送患者进入,同时可简单地向患者介绍手术室的结构、布局、设备,以减轻患者的恐惧感和神秘感。进入手术室,协助患者卧于手术床,轻柔地帮助患者摆好麻醉体位,同时向患者简要解释正确体位对手术、麻醉的重要性,像亲人一样爱护、安抚患者,尽量满足患者的需要。如手术开始时可以亲切地说"张阿姨（根据患者的年龄、性别采用亲属式的称谓）,您请放心,我会一直在您身旁,可随时为您服务"等话语安慰患者。手术快结束时,患者进入麻醉苏醒状态,护士可凑近患者耳边,用手抚患者的脸部,亲切地轻呼患者:"张阿姨,您醒醒,手术已结束,非常成功,现在您觉得怎么样,伤口疼吗?"促使患者早些苏醒。

（2）言谈举止要谨慎:手术中,由于麻醉方式不同,患者的心理反应也不同。如全身麻醉的患者意识是清醒的,这类患者非常留意医务人员的言谈举止,除了对器械的撞击声非常敏感外,还会注意观察医务人员的表情,并由此联想到自己所患的疾病。所以参加手术的工作人员,除了认真仔细地进行手术外,还要尽量做到言行谨慎,不要在患者面前露出惊讶、可惜、无可奈何等表情,以免患者受到不良暗示,形成心理负担,影响手术效果。

**3．术后沟通艺术**　手术完毕并不是治疗的终结,许多的病情变化都发生在术后,关心、重视术后患者的病情观察,及时发现问题,对保证手术质量十分重要。

（1）鼓励安慰患者:手术结束,护士将患者及时送回病房与病区护士做好交接班并细心地告诉患者及其家属如何维持术后体位、保暖等措施。告知患者及其家属手术一切顺利,术后效果良好,这样的消息对刚接受手术治疗的患者来说将是莫大的安慰和鼓励。同时对患者战胜恐惧、配合手术的行为表示赞扬和感谢,也继续鼓励患者再接再厉,配合治疗,战胜术后疼痛,争取早日康复。针对术后患者身体虚弱、伤口疼痛、情绪烦躁等实际情况,护士要体谅患者的心情、关心爱护患者,运用药物和暗示疗法等措施,尽可能地减轻患者的痛苦,鼓励患者进行相应的活动以减少术后并发症的发生。当然也有手术效果不好或不成功的患者,面对这样的患者时,护士应以深切的同情心、更好的礼仪言行,选择恰当的时间和方式告诉患者或患者家属,以避免他们再受到任何不良的精神刺激,并热情地鼓励患者树立战胜疾病的信心,积极配合治疗和护理。

（2）严密观察,正确指导:①勤观察、常沟通:手术后,护士要严密观察患者术后病情变化,主动关心患者,耐心细致地与患者及其家属沟通,询问病情和术后情况,了解患者需求,尽量满足患者需要。②科学礼貌地解释患者提出的问题:手术后患者常会出现一些不适症状和疑问,对此护士要礼貌、科学地给患者及其家属解释,讲清楚道理,消除其疑虑,让患者明白术后的不适和疼痛只是暂时的,随着疾病的康复就会逐渐缓解等。争取得到患者和家属的理解和配合,增强其战胜疾病的信心。③正确指导术后的活动:实践证明,术后患者及时、正确地活动对疾病康复有着极其重要的作用。护士应正确地指导术后患者的活动或帮助其活动。如骨科手术后患者要保持功能位,加强功能锻炼;腹部手术后患者要尽早适当活动,以加速血液循环,有利于伤口愈合。但这些活动是需要技术指导的,所以护士不能只是口头嘱咐,还需要按照操作要求示范指导,让患者当面模仿学习。护士现场纠正指导,使患者学得直观,练得具体,从而达到康复的效果。

# 第三节　特殊患者的治疗性沟通

## 情 境 导 入

患者胡某,女,34 岁,诊断为乳腺癌。当护士小刘走进病房时,该患者正在哭泣,小刘轻声地说:"胡女士,您感觉不舒服吗?"胡女士沉默不语。

思考:1.护士小刘应使用哪些沟通技巧与患者沟通?

2.护士小刘应如何进行沟通?

## 一、儿童的治疗性沟通

儿童处在生长发育阶段,心智尚不成熟,较之成人,与儿童的沟通有其特殊之处。护士需要了解儿童沟通特点和住院期间的主要压力来源,才能有效地与儿童进行沟通。

**1. 儿童沟通特点**

(1)不能清楚表达情感:由于发育水平所限,不同年龄阶段的儿童表达个人需要的方式不同。1 岁以内儿童用咕咕叫、微笑、喘气、大笑来与人沟通。通过哭声来表达不舒服及生理需求,如果需要没有被及时满足,会表现为受到威胁。1~2 岁的儿童开始学习语言,但不能完全通过语言沟通,常有吐字不清、用词不当、重复等现象,让别人不易理解。3 岁以后的儿童,大多可通过借助肢体动作来表述事情,但容易夹杂个人想象,缺乏准确性、条理性。

(2)认识存在局限性和偏差:在出生的最初几年里,直觉活动思维和具体形象思维占重要地位,对事物的认识、对问题的理解有一定的局限性。直到学龄期才逐步学会逻辑思维,但仍有很大成分的具体形象思维。所以推理、判断、分析、解决问题的能力较成人差,影响沟通的效果。

（3）容易发生分离性焦虑:4 岁以前儿童十分依恋父母,住院容易产生母子分离性焦虑。此外,住院后由于其年龄、住院时间及病情的影响可以产生不同的心理反应,而且儿童正处于生长发育期,患病及住院会造成身心创伤,影响日后的人格发展。

**2. 住院儿童的主要压力来源**　主要压力来源:①疾病本身带来的痛苦。②环境陌生,周围人群不熟悉。③治疗造成的疼痛和不适,限制了日常活动和部分自由。④中断学习,被迫失去该年龄段应有的学习知识与技能的机会。

---

**知识链接**

　　不要每逢看见儿童受了一点痛苦就去哀怜他们,或让他们自己去怜悯自己。我们此时应该尽力帮助他们,安慰他们,可是千万不能怜悯他们。因为怜悯可以使他们的心理变脆弱,使他们遭受一点点轻微的伤害就坚持不住,结果往往是,他们更加沉浸于受伤的部分,伤害更加扩大化了。

　　　　　　　　　　　　　　　　　　　　　　　　　　——洛克

---

**3. 与儿童沟通的途径与技巧**　在住院期间,护士的任何言谈举止,都将会对患儿造成某种程度的影响,对治疗效果和儿童今后的人格形成,都有直接的关联。因此护士需要熟悉儿童心理发展的特点,具备多方面的能力,才能与儿童进行有效的沟通。

（1）消除陌生感,创造欢快友好的氛围:护士首次接触儿童时,应先和其父母谈话,使其对护士有一个熟悉的过程,以消除陌生感和恐惧心理,环境布置可以迎合儿童喜好,如配置玩具游戏设施、墙面张贴卡通画等。

（2）注意语言沟通:使用儿童惯用的词汇,采用双方能够理解的话语,交谈时声音平缓、语气柔和亲切,不要使用医学术语。适时地赞美孩子聪明、可爱、勇敢等。交谈时称呼儿童小名或乳名显得亲切,使其更主动地配合治疗。避免使用"不许、不能、不要、不行"等命令式的语句。

（3）注意非语言沟通:非语言沟通对语言表达能力差的儿童尤为重要。交谈中真诚理解,认真倾听,可将身体下蹲,保持与儿童相似的高度,以利于平等交流,还可采取游戏和绘画相结合的方式。游戏为儿童提供了一个建设性的途径来表达情感,绘画能够让儿童在与护士的交流中表达其难以用语言表达的信息或表达自我。

（4）注意与家长的有效沟通:通过与家长的沟通可以获得儿童的大部分信息。要充分理解、尊重家长,取得家长的配合,使儿童和家长能够保持情绪稳定,安心接受治疗,以免家长的不良情绪引发儿童的不安。

# 二、老年人的治疗性沟通

## （一）老年人沟通特点

**1. 生理性老化**　老年人随着年龄增长,视力、听力等各种感知觉功能逐渐性减退,接收信息能力减弱,严重影响与他人的沟通。老年人口腔形状的改变、牙齿脱落、不合适的义齿都会妨碍发音的清晰度,有时想要理解老年人的谈话是十分困难的。

**2. 理解力和记忆力减退** 一些老年人因高血压、脑供血不足等疾病所致,会出现注意力下降、容易分心、短时记忆丧失、易疲劳等问题。这些使老年人对环境适应能力下降,在沟通过程中用词困难,反应迟钝,在一定程度上影响与他人的沟通。

(二)与老年人沟通的途径与技巧

**1. 与老年人的语言沟通** 首先要选择适宜的称呼。对尚不明确其身份、姓名的老年人,可在了解基本情况后,给予适当的称呼,如"张大爷""李大娘"等。护士应多使用敬语、礼貌用语,以商量的口气与其交谈,对老年人称"您",而不是"你"。对他们在配合诊断治疗、护理方面的每一点努力与进步都要予以表扬与肯定,这样可以贴近老年人,增加信任度。护士应该耐心对待有听力障碍的老年人,面向听力有障碍的老年人,清楚地说话,不要大声喊叫。如果老年人最初不明白,需要用不同的词语重复信息而不是把说话的声音放大。排除周围环境的干扰,比如电视或收音机,可使用手势或实物来加大其的理解。仔细观察老年人的非语言行为。如果护士没听懂,不要假装听懂,也不要过多地让老年人重复。要注意观察老年人是否疲乏,听力不好的老年人在疲劳的时候理解力会下降。

**2. 与老年人的非语言沟通** 护士在与老年人交流时应充分发挥体态语的作用。老年人非常在意别人对自己的态度,因其听力逐渐下降,故在交往中体态语极为重要。护士要以聆听为主,顺势提出自己的建议,辅以适度的表情如微笑等,协助老年人顺利完成各项诊疗、护理操作,这样定会得到其信任。触摸是一种感觉途径,在沟通互动中给予老年人更多的触摸,是使对方感受到对他感兴趣和关心的有效方法。虽然老年人的生理、心理都产生了变化,但他们之中不乏善于独立思考、深谋远虑的智者,故不能一概将其视为"老小孩",不要将医护人员的意志强加于老年人。要从语言行为上尊敬他们,还要不惜耗费精力、时间去说服他们。护士还要经常在老年人与其家属之间充当调解人,在为老年人提供礼貌服务的同时,护士的良苦用心亦会赢得老年人及其家属的理解与尊敬。

## 三、肿瘤患者的治疗性沟通

肿瘤是危及人类生命的最危险的疾病,是一种严重的身心疾病。恶性肿瘤确诊后对许多患者来说是一个严重的心理应激,同时,肿瘤的治疗如手术、化疗或放疗也会带来一定的负性心理反应。有效的心理护理是提高肿瘤患者生存质量、促进其康复的重要手段。良好有效的交谈可以帮助患者调整心理状态,缓解心理压力,建立信心,积极配合治疗,从而增强机体免疫力,使肿瘤得以预防控制或向有利的方向发展。因此,护士在护理过程中要及时了解患者的心理状态,根据患者不同的心理特征有针对性地与患者进行有效沟通。

(一)肿瘤患者的特点

**1. 肿瘤患者的生理特点** 疼痛是肿瘤的常见症状,疼痛的轻重取决于肿瘤的部位和对正常组织侵袭压迫的程度和范围。晚期肿瘤患者常疼痛剧烈,难以忍受。此外,肿瘤患者常伴有腹胀、恶心呕吐、头晕等不适症状,以及食欲减退,睡眠障碍,消瘦乏力,自理能力明显下降,甚至完全依赖医务人员和家属的照顾。

**2. 肿瘤患者的心理特点**　在得知患癌症的确切消息后,患者大多数都有强烈而复杂的心理反应,包括不同程度的心理障碍。此外还会产生一些负面情绪,如焦虑、疑虑、怀疑、否认、愤怒,甚至绝望、恐惧等。

### 知识链接

在德国,肿瘤患者被告知病情后,会由专门的医生与患者及其家属进行推心置腹的交流,帮助患者面对现实,正确认识疾病,同时也增强了患者对医护人员的信任感、安全感,从而提高治疗的依从性。

在美国,90%的医生会选择将病情及时、完整地告知患者,并由心理医生或神职人员为患者及其家属进行专门的心理疏导,使其负面情绪降至最低。

### (二)与肿瘤患者的沟通途径与技巧

**1. 与不同心理状态肿瘤患者的沟通**

(1)与焦虑、恐惧患者进行交谈时,护士语言要委婉,交谈要有针对性,帮助患者解决实际问题,鼓励患者表达内心的感受,耐心讲解疾病相关知识,消除其紧张感,注意言谈举止,杜绝在患者面前谈论本人或他人病情,避免给患者造成一些不良刺激和伤害,应主动劝告患者听从医生的安排和治疗,取得患者的信任,积极配合治疗和护理,促进病情稳定。

(2)与愤怒、情绪失控患者交谈时,护士首先对其表现的态度予以理解,对不礼貌的行为要忍耐、宽容,千万不要针锋相对。应先安抚患者使其保持冷静,待对方心平气和后,再讨论问题所在,分析患者生气的原因,消除其中的误会,并采取有效措施,尽量使患者得到满意的答复。

**2. 与肿瘤患者的沟通技巧**　晚期癌症患者由于病情反复,疼痛折磨,尤其是治疗效果不佳时,极易产生悲观绝望心理,这种心理极大地影响了疾病的治疗和预后,护士应以同情的态度,特有的细心和耐心,进行有效的交谈和疏导,力求使患者正确认识疾病,面对现实。同时,要设法取得家属、亲友与单位的密切配合与支持。

(1)既要尊重患者的知情同意权,又要实施保护性医疗:护士在执行医嘱、实施每项检查或治疗、护理前,都应根据患者的教育背景,用通俗的语言,将预期目标和可能出现的结果,向患者或其家属解释清楚,尊重患者的知情同意权,让患者为自己的利益做出最佳的选择。鉴于肿瘤疾病的特殊性,在为患者提供知情同意权的同时应特别注意保护性医疗,应根据患者的病情、文化水平及心理素质区别对待,能详细告知的详细告知,需要向患者隐瞒的还是要适当隐瞒,但是,这种隐瞒必须得到患者家属或亲友的认同,必要时应签字同意,以免发生护患纠纷。

(2)做好肿瘤患者家属的沟通:肿瘤患者家属既要承受将要失去亲人的悲痛,又要在亲人面前强颜欢笑,还要奔波在医院与单位之间,他们的神经高度紧张,可能因为很小的事情大发雷霆,难以沟通。护士应站在对方的角度考虑问题,与家属随时沟通,提高其医学保健知识。指导家属照顾患者出院后的生活,帮助他们积极应对不良情绪的干扰,配合患者治疗和护理。

### 四、临终患者的治疗性沟通

临终关怀是近年来形成和发展起来的一门新兴学科,它是一项特殊的保健服务,是由多学科、多方面的相关人员组成团队,为当下医疗条件无法治愈的临终患者及其家属提供全方位的舒缓护理。其目的就是舒缓临终患者的病痛,维护其尊严,使其舒适安宁地度过人生最后时光。临终关怀的内容很多,但最重要的是与临终患者的沟通。护士应通过与患者交流,稳定其情绪,缓和其心理上对死亡的恐惧,使患者接受现实,树立与疾病做斗争的勇气,增强生活信心,提高人生最后阶段的生命质量。

**1. 临终患者的生理特点**　临终患者由于所患疾病种类及时间不同,其情况也因人而异,主要是以疾病晚期表现为主,常出现各大系统逐渐衰竭的临床表现,如潮式呼吸、肾衰竭、呃逆、大小便失禁、感知觉功能异常等。

**2. 临终患者的心理特点**　临终患者的心理反应可分为5个阶段。

(1) 否认期:多数患者间接或直接得知自己将面临死亡时,最初的反应是无法接受这一事实。"不,这不是我!",这种否定的反应是一种简单而原始的防御反应。认为自己不会患绝症,即使经过反复求证,证明无误,仍抱有侥幸心理。患者不承认自己的病情,对可能发生的严重后果缺乏思想准备,总希望有医疗的奇迹出现以挽救自己的生命。

(2) 愤怒期:患者经过短暂的否认而确认无望时,便会产生一种愤怒情绪,常怨恨人生世道对自己不公平。于是,一种愤怒、怨恨、嫉妒的情绪油然而生,常迁怒于医护人员及其亲友,斥责他人对其照顾不周,这也是一种防卫机制。

(3) 妥协期:患者由愤怒转为妥协,显得较为平静、安详、友善,对自己以前的行为表示后悔,这也是一种防卫机制。

(4) 忧郁期:患者已充分认识到自己日益接近死亡,心情明显忧郁,产生深深地悲哀及恐惧情绪,患者常常沉默寡言、神情淡漠,甚至不吃不喝、不言不语,整日卧床昏睡,拒绝食水,拒绝交流,求最后会见亲人,留下遗言。

(5) 接受期:这是垂危患者的最后阶段。患者对死亡已有充分准备,患者已处理完自己的后事,心情稍微得到平静。但此期患者已极度疲劳衰竭,表情淡漠,常处于嗜睡状态。

**3. 与临终患者沟通的途径与技巧**

(1) 做好沟通前的准备:鉴于临终患者的生理和心理具有特殊性,在与之沟通前,应在心理、知识、技术等方面做好充分的准备,以减少或杜绝沟通过程中对患者造成伤害,提高沟通的有效性,患者的情绪可能会影响护理人员的情绪,造成护理人员巨大的心理压力,因此护理人员必须学会心理调适的方法,不受其消极心理的负面影响。要以自己积极正面的心态去帮助、带动临终患者,使其以平静、安详的心态走完人生之路。同时护理人员要具有心理学、伦理学、社会学等方面的知识,树立科学的死亡观,帮助患者克服对死亡的恐惧,从容准备死亡,接受死亡,平静、安详、有尊严地离开这个世界。给临终患者进行抢救处理时,切忌忙乱、惊慌,做到心中有数,有条不紊。做好家属的工作,向患者家属解释说明患者的病情、预后以及需要家属如何配合等问题,争取家属的合作。医护人员应注意自我仪表形象,进入病房切忌谈笑风生,注意走路轻盈、稳重,保持沉稳、大方,切忌浮躁。

（2）注重语言与非语言沟通的综合应用:与临终患者沟通时应熟练恰当地运用语言,谈话前要仔细斟酌,精心设计用词。必要时可以采用一些善意的谎言,但不要引起其怀疑。在非语言沟通上可以综合应用关切的眼神、亲近的身体姿势、安详自然的面部表情、适当的触摸、真诚的关注和倾听等技巧。

（3）满足患者的合理要求:临终患者生命结束以前仍享有和其他患者的同等权利。正因为他们即将告别人生,许多要求对他们来说仅仅是最后一次,所以除满足最基本的生理需要外,还要满足他们追求个人利益的需要和自尊的需要。护理人员应以高度的责任心和同情心服务于患者,以亲切关怀的态度去安慰患者,使患者感觉到自己仍然在被人们所关注,帮助患者建立新的心理平衡而安然离世。

# 综合检测

## 一、单项选择题

1. 以下哪项不是治疗性沟通的原则？（　　　）

A. 目的原则　　　　　　　　B. 平等原则

C. 尊重原则　　　　　　　　D. 易懂原则

E. 和谐原则

2. 关于治疗性沟通的步骤,以下哪项除外？（　　　）

A. 准备与计划　　　　　　　B. 开始阶段

C. 进行阶段　　　　　　　　D. 结束阶段

E. 访视阶段

3. 关于治疗性沟通的影响因素,以下哪项除外？（　　　）

A. 护士的年龄　　　　　　　B. 护士的身体状况

C. 护士使用专业术语　　　　D. 患者的知识水平

E. 患者的理解能力

4. 与情绪低落患者的沟通艺术不包括以下哪项？（　　　）

A. 倾听　　　　　　　　　　B. 共情

C. 有条件正向关怀　　　　　D. 积极帮助

E. 给予希望

参考答案

5. 与患者交谈过程中,可引起沟通障碍的是(　　　)。

A. 与交谈者经常保持目光接触

B. 交谈过程中适当沉默

C. 用复述强调患者陈述的关键内容

D. 交谈过程中随意改换话题

E. 适时轻轻抚摸患者

**二、思考与实践**

1. 治疗性沟通与一般性沟通的区别是什么?

2. 发热门诊一患儿的体温达到了 38.8 ℃,患儿母亲万分焦急,急得直掉眼泪,不知如何是好。发热门诊的护士小张马上协助患儿家长脱掉孩子身上多余的衣物,接着端来一杯温水,帮助孩子将退热药服下,同时鼓励患儿多喝温开水。在她的精心照料下,半小时后患儿的体温降到了 38 ℃,患儿的母亲特别感激护士为患儿做的这一切。当护士看到患儿的母亲情绪稳定下来时,就告诉患儿的母亲,说以后遇到这种情况的处理方法是,要先散热,退去身上的多余衣物,再用冰袋冷敷或者湿毛巾冷敷,也可以用酒精擦浴,擦浴时禁擦前胸、后背,要将腋窝、腹股沟等部位多擦几次。通过护士耐心仔细的讲解,患儿母亲很快掌握了物理降温的方法。

实践活动:1. 护士小张在工作中运用了哪些沟通技巧?

2. 请角色扮演并体会沟通的效果。

(岳　静)

# 第六章　人际冲突和护患冲突

## 能力目标

1. 掌握护患冲突的处理技巧；熟悉化解人际冲突的策略；了解人际冲突和护患冲突的概念、原因和分类。

2. 能正确认识和处理常见的人际冲突和护患冲突。

3. 具有在护理工作中防范和处理护患冲突的能力。

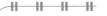

本章 PPT

## 情境导入

一位高血压患者因脑出血昏迷入院治疗。两位患者家属匆忙地将其抬到护士站。护士说："你们抬到病房去呀，难道你想让他来当护士？"说完便带领患者家属将患者抬到了病房，并对患者家属说："这里不许抽烟，陪床不能睡病房里的空床……"一位家属突然喊道："你这是什么态度，是不是想把我们都折磨死？"

思考：1. 为什么会出现这种情况？

2. 如果你是当班护士，你会怎样做？

人际冲突是人际交往中普遍存在的一种社会互动行为，在人类全部的社会活动中随处可见，同样也存在于护理工作中。每名护理人员有着不同的文化背景和价值观，对处理护理人际冲突所采取的策略也有所不同。正确处理好护理人际冲突，有利于提高护理工作的质量和效率。

## 第一节　人际冲突的处理

### 一、人际冲突的概念与影响

#### （一）人际冲突的概念

冲突是社会生活中普遍存在的各种矛盾的反映，指两个或两个以上的社会单元在

Note

103

目标、利益、认识上互不相容或互相排斥,产生心理或行为上的矛盾,从而导致抵触、争执或进攻事件。人际冲突是指人与人在相互交往和互动过程中,因为种种原因产生意见分歧、争论、对抗,使得彼此关系出现不同程度的紧张状态,并为双方所感觉到的一种现象。

(二)人际冲突的影响

人际冲突不仅会影响个人情绪,还会影响正常的组织活动与秩序。现代组织管理相关理论认为,冲突是组织所不可避免的,冲突在给组织造成潜在消极后果的同时,也有其积极的一方面,即有着对群体产生积极影响的潜在可能性,有可能成为组织变革的催化剂,促使组织重新评价组织目标,发现过去那些一直忽视的问题,并促使组织打破现状,革新创造。

正确地认识和解决人际冲突,可以使我们提高解决人际冲突的能力,从而提高处理人际关系的技能。

知识链接

### 人际冲突观点的改变

管理学家对人际冲突的观点随着时代的不同而有所发展。

(1)传统观点。早期的看法认为冲突是不利的,并且常常会给组织造成消极影响,冲突成为暴力、破坏和非理性的同义词。由于冲突是有害的,因此应该尽可能避免。管理者有责任在组织中清除冲突。从19世纪末至20世纪40年代中期,这一观点一直统治着管理学的文献。

(2)人际关系观点。人际关系观点认为冲突必然且不可避免地存在于所有组织之中。由于冲突是不可避免的,因此应该接纳冲突。这一观点使冲突的存在合理化;冲突不可能被消除,有时它甚至会为组织带来好处。自20世纪40年代末至70年代中期,人际关系观点在冲突理论中占据统治地位。

(3)相互作用观点。这一理论观点认为,融洽、和平、安宁、合作的组织容易对变革的需要表现出静止、冷漠和迟钝。过多的和谐、和平、平静并不一定总能使企业取得好的经济效果,相反会使企业缺乏生机和活力,而适当的冲突倒是有利于刺激企业健康发展。因此,组织既要限制破坏性的冲突,也要促进建设性的冲突。这一观点开始于20世纪70年代中期。

## 二、人际冲突产生的原因

人与人之间由于利益、观点、掌握的信息或对事件的理解都可能存在差异,有差异就有可能引起冲突。人们之间存在差异的原因是多种多样的,但大体上可归纳为以下几个方面。

(一)沟通偏差

沟通是人们分享信息、思想和情感的过程,不良沟通是冲突产生的原因,但并非所有冲突都是由不良沟通所引起的。实际上,沟通过少或过多都会增加冲突潜在的可能性;人们相互间传递信息时会进行过滤,来自不同通道中的沟通偏差也有着产生冲突的潜在可能性。

### (二)文化差异

文化差异是构成人际冲突的另一个重要的原因。人的出身、受教育的程度、生活或工作的环境、社会政治制度、习俗差异等都是造成文化差异的原因。文化背景是沟通者长期的文化沉淀,也是沟通者较稳定的价值取向、思维模式、心理结构的总和,文化影响着每一个人的沟通过程,影响着沟通的每一个环节。当不同文化发生碰撞、交融时,人们往往能发现文化差异对人际冲突的这种影响。

### (三)角色差异

每个人在社会生活中都会有一个特定的角色位置,不同角色位置上的人,其思想观念和行为方式也会有所不同。角色差异也是构成人际冲突的原因。工作和生活中常见的角色差异现象:①代沟:代沟就是因年龄差异而造成的生活态度、价值观念、行为方式等方面的差异、对立乃至冲突。代沟现象不仅限于家庭,也出现于群体和社团中。形成代沟的原因很复杂,较普遍的原因:年龄差异造成的心理差异,时代不同造成的不同的生活方式等。②行沟:行沟是由于行业不同形成的。因社会分工而产生千差万别的职业,也为从事不同职业的人之间的沟通增加了困难。行沟的主要表现:行业与行业间的封闭与保守,造成隔行如隔山,从事不同职业的人的特殊行为方式,造成了人与人之间理解上的困难。③位沟:位沟就是由于职位不同形成的,这是由两者因职位、地位不同而产生的自我感觉差距而造成的。职位差异影响双方的关系和谐与感情交流。④个人特质:有些冲突是因为个人的动机或人格特质(如情绪控制不好、工作能力不佳、不尊重别人权益、不懂得换位思考等)而产生的。

### (四)心理背景差异

心理背景是指交往双方的情绪和态度。它包含两个方面的内涵:一是沟通者的心情、情绪,处于兴奋、激动状态与处于悲伤、焦虑状态下,沟通者的沟通意愿与沟通行为是截然不同的,后者往往沟通意愿不强烈,思维也处于抑制和混乱状态;二是沟通者对待对方的态度,如果沟通双方彼此敌视或关系淡漠,沟通过程则常由于偏见而出现误差,双方都较难准确理解对方的思想和行为。所以,心理背景差异也是形成人际冲突的原因。

## 三、人际冲突的层次和类型

### (一)人际冲突的层次

**1. 平行冲突**　存在客观分歧,双方都非常准确地感觉到这种分歧。例如,两人一起看电视,A 想看电视剧,B 想看新闻,两人都清楚对方的愿望,但不愿相让。

**2. 错位冲突**　一方可能有一个客观理由,且知道冲突存在,但不直接针对真正的问题本身。如某学生觉得老师有意针对自己,心理不满,但又不直接去说,就偏偏要在课堂上提一些刁难他的问题。

**3. 错误归因冲突** 存在客观的分歧,但双方对分歧并没有准确的感觉。如一位同学发现宿舍里有异味,以为是同宿舍人没有及时洗衣服,事实上味道来源于另一位同学喝的茶水。

**4. 潜在冲突** 存在客观的分歧,但双方没有准确的感觉。

**5. 虚假冲突** 有分歧,但这种分歧没有客观的基础。例如,同学召集生日聚会,你没有收到邀请,为此你感到很不高兴,而他也正因你没有去参加聚会而不高兴。事实上,他本来想邀请你,因为你不在,就拜托你宿舍的同学转告,结果你同学却忘记了这件事⋯⋯

（二）人际冲突的类型

**1. 按冲突的性质分类**

（1）建设性冲突:对组织有积极影响的冲突。

（2）破坏性冲突:对组织有消极影响的冲突。

**2. 按冲突发生的范围分类**

（1）个人的心理冲突:当一个人面临两种不相容的目标时,感到左右为难的一种心理体验。

（2）群体中个人之间的冲突:群体中个人之间的冲突主要是指群体内两个或两个以上的人由于意见、情感不一致发生的分歧,大致有以下几种情况:①工作冲突。它是由于对工作任务及要求的理解不同、认识不同、工作方案方法不同,导致工作进度、工作质量等方面的不同而引起的冲突。②利益冲突。利益冲突包括对群体利益关系的不同态度和看法,对个人与个人之间利益关系的不同态度与看法等造成的冲突。③交往冲突。交往冲突是指在工作范围以外包括交往方式、交往内容等方面发生的冲突。④思想、感情、性格等方面的冲突。思想、感情、性格等方面的冲突是指由于思想、感情、性格等方面的差异引起的冲突。

**知识链接**

### 个人心理冲突类型

按冲突的形式常将个人心理冲突分为四类。

（1）双趋冲突——鱼与熊掌不可兼得。两件事物都有吸引力,都想趋之,但二者不可兼得,难以抉择。这是一种难以取舍的心理困境。两个动机促使个体在行为上追求两个目标,两个目标无法同时兼得(购房子就不能买汽车)时,二者取其一而又不愿割舍其他的心态,即属双趋冲突。

（2）双避冲突——左右两难。两件事都有排斥力,都力求避免,但双方必须择取其一,难以决定。当个体发现两个目标可能同时具有威胁性,即可出现逃避的动机(患者既不愿吃药,又不愿开刀)。但迫于形势,两难之中必须接受其一时,将形成双避冲突。

（3）趋避冲突——进退两难。两件事物一件有利、一件有弊，容易抉择；行动冲突，要达到目的可采取两种行动，各有利弊不知如何抉择；目标冲突，要达到最后需求，有不同目标，但又顾此失彼，不能抉择。个体遇到单一目标却怀有两个动机（嗜酒者不得不戒酒）时，一方面好而趋之，另一方面又恶而避之；使个人的情感与理性矛盾形成冲突，即起于趋避的心理冲突。

（4）双重趋避冲突。这是双避冲突与双趋冲突的复合形式，也可能是两种趋避冲突的复合形式。即两个目标或情境对个体同时有利和有弊，面对这种情况，当事者往往陷入左右为难的痛苦取舍中，即双重趋避冲突。例如，某部门的一个领导重视产量而忽视质量，而另一个领导重视质量而忽视产量，因此他们会对员工分别提出不同的要求。当一个员工产量很高而质量较差时，会受到其中一个领导的认可，但还会受到另一个领导的批评。这时该员工会处于一种双重趋避的冲突状态之中。

在这四种个体冲突中，工作冲突是最常见的、最频繁的，但一般比较容易解决。利益冲突往往不会表面化，但一旦爆发出来便很强烈。后两种冲突虽然可能经常发生，但不会影响很大。

（3）群体之间的冲突：群体之间，特别是同一组织的工作群体之间，冲突不仅是客观存在的，而且是经常发生的。各部门、各群体之间由于任务不清、职责不明、惩罚不公等原因，常常引起互相牵制、埋怨和扯皮，会导致群体之间的冲突。

## 四、化解人际冲突的策略

人际冲突是由于双方的观点、需要、欲望、利益或要求的不相容而产生的结果。冲突不仅影响个人情绪，还会影响正常的组织活动与秩序。面对冲突，既不能回避，也不能畏惧，应该正确对待并想方设法协调、控制、解决冲突。

### （一）两维处理法解决冲突

两维处理法就是处理冲突应从两方面因素进行考虑权衡：一方面是合作性，指冲突发生后，一方愿意满足对方需要的程度；另一方面是坚持性，指冲突发生后，某一方坚持满足自己需要的程度。在考虑合作性和坚持性因素的基础上，可产生以下五种处理双方冲突的方式。

**1. 强制** 在冲突发生时，冲突一方一切以满足自身利益为出发点，不考虑给对方所造成的任何后果和影响，甚至不惜损人利己。在市场经济的发展前提下，为了组织和个人的生存，组织间或成员间的竞争常导致以满足自己的利益为最大出发点。用这种方式解决冲突，维持自己的生存和发展是第一位的，其他因素都是其次的。通常适用于紧急情况，须当机立断，或涉及组织的根本利益并且自己确信目标方向一致时，是对重大争论实在无法用其他方式解决时的首选措施。

**2. 合作** 当冲突各方都愿意在满足对方利益的共同前提下，通过协商寻求对双方都有利的解决方案。例如,办公室只有一台计算机,甲乙两人都需要在某日使用,就发生了冲突,最后两人通过协商,决定甲在上午用打印机,乙在下午用打印机,从而达到满足双方需要的目的,这就是合作解决冲突。

**3. 回避**　在冲突发生时,采取漠不关心的态度或回避双方争执、对抗的行为称之为回避。即采取从冲突中退出,一走了之。这是一种不合作也不维护自身利益的处理方法,该法只能维持暂时的平衡,不能从根本上解决问题,只能是权宜之计,并非长久之计。在组织内部成员之间存在相互依赖、相互作用时这种处理冲突的方法时有发生。有时为了维护双方关系并使双方保持冷静,使冲突一方或双方采取保持距离的方法避免正面对抗;或争论的问题并不重要,或有燃眉之急时;或双方较固执,再争下去徒劳无益时也会发生。

**4. 迁就**　冲突发生时,冲突一方将维持双方合作关系放在第一位,做出一定程度的自我牺牲,将满足对方需要放在高于自己利益的位置上,以保持和谐关系。一般适用于问题的争端对自己无大碍,但对对方却至关重要;或勇于承认错误,知错就改,诚信待人;或冲突持续发展会影响整体目标实现,以大局为重,服从大局。

**5. 妥协**　冲突各方都必须以放弃部分利益为前提,在一定程度上满足双方的部分需要,以便在一定程度上满足双方的部分需要,从而形成折中。此时双方都付出一定的代价,但也都得到部分利益补偿,最终谈不上谁赢谁输。

从上述五种解决冲突方式看,唯有合作才会取得双赢的结果。

**知识链接**

"六尺巷"的由来

清朝时,在安徽桐城有一个著名的家族,父子两代为相,权势显赫,这就是张家张英、张廷玉父子。

清康熙年间,张英在朝廷当文华殿大学士、礼部尚书。老家桐城的老宅与吴家为邻,两家府邸之间有个空地,供双方来往交通使用。后来邻居吴家建房,要占用这个通道,张家不同意,双方将官司打到县衙门。县官考虑纠纷双方都是名门望族,不敢轻易了断。在这期间,张家人给在北京当大官的张英写了一封信,要求张英出面干涉此事。张英收到信件后,认为应该谦让邻里,给家里回信中写了四句话:千里来书只为墙,让他三尺又何妨?万里长城今犹在,不见当年秦始皇。家人阅罢,明白其中意思,主动让出三尺空地。吴家见状,深受感动,也主动让出三尺房基地,这样就形成了一个六尺的巷子。

(二)谈判、仲裁、行政干预解决冲突的方式

**1. 谈判**　当冲突发生且自己的利益和双方关系都很重要时,就需要通过谈判的方式来解决问题,其目标是在尽量维护自己利益的同时,将双方关系保持在最佳水平。通过谈判或相互交涉,彼此提出条件,阐明各自的观点和意见,与对方共同商讨解决方

案。谈判要有诚意,才能使冲突得到有效解决。如果冲突双方情绪尖锐对立,一时难以冷静下来,领导者应该加强冲突双方间信息的沟通与交流,了解并掌握全面情况,在此基础上可等待时机协商解决,即先"降温",让双方通过一段时间反思,逐渐转变原有的观点,操之过急可能使矛盾激化。谈判时应以试图改善双方关系和增强双方合作能力为基本前提,从建设的角度处理冲突。因为从长远观点看,保持在小组内有效合作的工作关系比满足个人短期需要更为重要,其结果是双赢策略,而不是一赢一输或两败俱伤的结局。

**2．仲裁**　冲突双方经协商仍无效,可以邀请具有一定影响力且彼此信任或合法的局外第三者或较高层次的主管人员调停解决,进行仲裁,使冲突得到处理。仲裁者要具有权威性,秉公办事,铁面无私,不偏不倚。如果在工作、评价、分配等方面发现确有不合理之处,就应对有关的规定、制度进行必要的修改、调整,使之合理,冲突自然得到缓解。

**3．行政干预**　当采取上述方法仍不能达成一致且事态发展严重时,可由上级领导运用其正式权力的权威,按规章制度提出相关处理办法,通过发出强制性行政命令,强制命令冲突双方执行。这种方式虽不能真正解决问题,但是可以阻止冲突进一步升级。

**知识链接**

**解决人际冲突的步骤**

(1) 形成观念:一切人际冲突都可以理性而建设性地获得解决。

(2) 解决过程:①客观地了解人际冲突的原因;②具体描述人际冲突;③向别人核对自己有关人际冲突的观念是否客观;④提出可能的解决人际冲突的办法;⑤对提出的办法进行评价,选出最佳解决途径,要对双方都有益;⑥使用选择出的最佳方法解决冲突;⑦评估实现最佳方案的实际效应,并按照给双方带来的最大利益和有利于良好人际关系维持的原则给予修正。

# 第二节　护患冲突的防范与处理技巧

护患冲突,是指在护患交往过程中,由于各种原因导致护患沟通发生障碍,使患者和(或)其家属产生不满、抱怨等情绪,甚至表现出冲动或过激言行的现象。护患冲突是人际冲突的一种,是影响护患关系健康发展的因素之一。

## 一、护患冲突的原因

在所有医务人员中,护士与患者接触的机会最多,关系也最为密切,护患之间发生争议的机会也相对较多,对于这些矛盾或冲突,必须认真分析其产生的原因及影响因素,有针对性地加以解决。目前引起护患冲突的原因主要有以下几个方面。

（一）因角色模糊或定位不当而产生护患冲突

护患关系及沟通的关键是双方对关系的角色期望及定位,护士或患者在诊疗护理过程中的角色模糊或定位不当会造成双方不完全理解对方的权利及义务,进而产生护患冲突。例如,有些患者对自己患者角色定位不当,缺乏一定的医学护理常识,对护理人员的治疗及护理过程不理解,甚至提出不符合医学护理规律的要求,使护士感到十分为难。而患者由于需求无法满足,与护士出现冲突。

有时护患关系在建立及发展过程中,双方对各自或相互的角色功能特征理解不一致,期望值不同,就会感觉到对方的言行不符合自己的期望,因此护患关系容易出现障碍。例如,患者对自己疾病的过分关注,强烈的康复愿望使他们对自己诊疗护理过程的各个细节都十分关注,并花费大量的时间向护理人员询问。因为患者对疾病的了解不多,对自己的护理多是外行,而这些问题在护士看来可能比较零碎,无关紧要,有时不能设身处地为患者着想,对患者的提问缺乏耐心,表现为懒于解释或简单应付,使患者产生不满而引发护患冲突。

有些患者长期忍受病痛的折磨,出现一系列负性心理变化过程,表现出焦虑、愤怒、孤独、悲伤等不良心理,由此产生不良心理外向投射的心理倾向,主要表现为对护士的护理服务工作十分挑剔,求全责备,甚至将社会对护理人员的偏见带入护患关系,严重影响了护理人员应有的职业及人格尊严。

护士对自己角色的权利及义务认识不足,对患者缺乏应有的关注,忽视患者的个性,对患者不信任,处于单向支配状态,甚至会伤害患者的自尊心。

（二）因责任不明确而产生护患冲突

此类护患冲突表现在两个方面:①对于造成健康问题该由谁承担责任,双方意见有分歧。②对改变健康状况该由谁承担责任,双方意见不一致。例如,一位脑出血后遗症的患者,右侧肢体瘫痪,正在接受针灸治疗及理疗,护士要求家属配合患者多做下肢活动锻炼,但患者说自己下肢无力无法活动,难以配合。此例说明护患双方在谁来负责改变患者健康状况的问题上发生分歧。患者不愿进行积极的肢体功能锻炼,不想为改善自己的健康状况而承担责任,只想单纯依靠治疗解决问题。

（三）因权益差异而引起护患冲突

要求获取安全、高质量的健康服务是每个患者的正当权益。但由于患者大多缺乏相应的健康知识,而且由于病痛的影响,部分或全部失去了自我控制及料理的能力,因此,多数患者因没有相应的知识及能力,难以维护自己应有的权益,而不得不依靠医护人员来维护其利益。这样就增加了护士的优越感,在处理护患双方的权益之争时,往往会倾向于偏向医院或医护人员的利益,较少考虑患者的正当权益,有时会以自己的服务态度和方式来"奖励"或"惩罚"患者。

随着社会生活水平的不断提高,法制的不断健全,人们精神文化追求的不断提高,个人的权益意识也不断提高。患者就医的思维模式,在单纯追求疾病的诊治护理过程中,融入了更多的心理、精神因素及对环境要求的主动行为,越来越重视自己应享有的权利。患者的自我保护意识不断增强,对医疗护理服务质量的要求也在不断提高。如果医护人员继续忽视患者的正当权益,不注重技术及心理的安全性,就会引发护患冲突。

### (四)因理解分歧而导致护患冲突

当护患双方对信息的理解不一致时,就难以进行有效的沟通,而这种理解的分歧,最终会损害护患关系。护患理解分歧主要是由于双方对同一事物的看法和认识不同,如护士用患者不能理解的专业术语等,都会使双方因对事物的理解不同而产生障碍。

护患冲突会严重影响诊疗护理过程,影响患者的康复。有时患者会由于与个别护理人员的冲突而对医院的整体服务产生不满,患者也可能由此产生不遵医嘱的行为,不同程度地影响诊疗护理进程及效果。有些患者或其家属在冲突中产生过激行为,既影响了医院的正常工作秩序,也挫伤了护理人员的工作责任感和积极性,直接影响护理质量及患者的康复。

## 二、护患冲突的分类

### (一)责任性冲突

责任性冲突是指护理人员工作态度消极,责任心不强或违反操作规程,出现护理差错、事故,给患者身心康复造成不良影响或造成人身损害,并对此承担主要责任的冲突。例如,某护士在进行静脉输液时,未认真执行"三查七对"制度,错将6床患者的药液(5%葡萄糖溶液500 mL+维生素C 2 g)输给5床患者,虽经临床观察未发现患者出现不良反应,但患者认为,当班护士责任心不强,导致患者没有安全感,对身心恢复造成影响,要求医院给予赔偿。

### (二)技术性冲突

技术性冲突主要是指由于护理人员专业知识不扎实或操作技能不熟练,影响患者的治疗甚至造成护理差错、事故,给患者增加痛苦或给患者身心康复带来不良后果而引起的冲突。例如,刘女士抱着儿子到护理部哭诉,其儿子在儿科住院,今天一早护士在进行静脉输液时,连续穿刺了3次都没有成功,病中的儿子大哭大闹,她又心痛又着急,认为护士的技术不过关,不能胜任工作,要求处分该护士。

### (三)道德性冲突

道德性冲突指由于护理人员未能严格遵守护理人员的职业道德,服务态度恶劣,语言生硬,缺乏同情心及耐心而引起的冲突。例如,患者李女士在治疗室接受治疗时,听到护士抱怨道"我这么忙,为什么还要叫我来做"。治疗结束后,护士重重地扔下治疗用物,并说:"我那边还有事,你自己下来好了。"由于患者行动不便,半天才自己下了治疗床。患者对护士的态度极为不满意,当即就找到护士长,要求该护士对其赔礼道歉。

### (四)经济性冲突

患者对医疗费用标准的不理解或一些医院收费行为的不规范,造成患者对医疗费用产生怀疑,如不能进行有效的沟通、解释或妥善处理,常会发生冲突。例如,由于护士的失误,错将一名患者的"小换药"录入为"大换药"。虽说费用相差只有 10 元钱,但患者认为,此行为反映了护士的不负责任,表示对所有的收费都持怀疑态度,并声称要通过新闻媒体曝光医院的乱收费。

### (五)认知性冲突

认知性冲突是指护患双方由于对护理专业知识了解程度不同,对疾病的治疗、护理过程出现的问题存在不同的认识,从而引发的冲突。例如,一名股骨骨折的患者,由于变换体位会造成患肢的疼痛,每次护理人员在帮助其翻身时,该患者都极不配合,并大骂护士没有同情心,不体谅患者的痛苦。面对患者的不理解,护士并没有责怪,而是一次次耐心解释:"定期翻身是预防压疮等并发症的重要手段。"在表示理解患者的同时,给予鼓励,并尽量保持手法的轻柔,减轻患者的痛苦。经过一段时间的沟通,患者逐渐理解护士的好意,并表示配合和感谢。

## 三、护患冲突的防范

### (一)加强职业道德建设

在护患冲突的诸多因素中,沟通不当、服务态度差是导致护患冲突常见的激惹因素。护理人员必须树立"以患者为中心"的整体护理服务理念,不断强化优质服务意识,改善服务态度。在交往中注意沟通技巧,语言行为更讲原则、讲感情、讲场合。双方交谈时,应谨言慎行,口带敬言,态度诚恳;对患者家属提出的问题及时、耐心解答;遇到特殊情况应随叫随到;情况复杂时,注意分清轻重缓急,努力避免出现护理质量问题。在工作中,始终以关心、理解、尊重的态度与患者建立感情,避免冲突,建立良好的护患关系。

### (二)加强业务学习和技能训练

丰富的专业知识和娴熟的操作技能是建立护患关系的核心问题。患者最关心的就是自身的疾病能否得到最好的治疗和护理,而精湛的护理技术与丰富的专业知识正是护士为患者提供的最佳帮助,在培养良好护患关系中发挥着不可替代的作用。护理质量水平的提高需要护理人员不断地学习和充实专业知识,不断地提高业务技术水平。只有以一流的护理服务为患者减轻痛苦,促进康复,才能赢得患者及其家属的信赖。

### (三)加强责任心建设

医疗行业制定的规章制度可以规范护理人员的行为,保证医疗、护理安全,确保患者的康复。护理人员应加强责任心,自觉严格地执行医院的各项制度。对患者进行操作时,严格执行各项技术操作规范(如"三查七对"制度、急危重症患者的床头交接班制度等),防止护理差错事故的发生。

### (四)尊重患者权利

在护理工作中,护士应尊重患者的权利并尽力维护患者的权利。首先,尊重患者的知情权,即对患者的诊断、治疗、护理等问题做到有问必答,让患者心中有数。其次,尊重患者的消费同意权,让患者明明白白地自愿消费,若必须使用昂贵的药品及检查时,要向患者及其家属讲明必要性,征求患者的同意并请其签字。此外,护士也应尊重患者的隐私权,注意为患者保密,防止泄露患者的隐私。当然,患者还有许多别的权利,护理人员在工作中均要尽力维护,并为患者代言。

（五）增强法制观念

法律是人们行为规范的准则,随着社会法制的健全和知识的普及,患者及其家属的维权意识不断增强,护患冲突随之增加。护理人员应自觉学习《护士条例》《医疗事故处理条例》等有关法律知识,增强法制观念和职业责任感,积极主动地运用法律手段维护护患双方的合法权益。做到知法、懂法、守法、用法,才能避免护患冲突的发生。

（六）合理进行人力资源配置

通过增加护理人员的配置、减少护理人员的工作量,使护理人员合理休息,保证充足睡眠,保持愉快平和的心境与患者进行有效沟通,及时发现患者的心理误区,进行疏导和解决,以促进患者早日康复,同时建立良好的护患关系。

（七）合理公开收费

护士应配合医院做好收费工作,标准收费。同时,做好各项收费的解释工作让患者明白各项治疗的收费情况,对于价格较高的项目,应向患者及其家属说明。许多医院需要临床护士坚持为患者发放一日消费清单,发放时要询问患者是否有疑问,预先做好解释。

（八）加强医院管理

建立科学严谨的医疗体系,提高医院管理者的素质。医院管理者应加强管理,注重系统化、标准化、规范化、科学化、制度化。在工作中,完善各项护理工作制度,制订各种应急预案与流程,加强护理质量的环节控制,增强护理人员的安全意识与责任意识,认真履行工作职责,防范护患冲突的发生。

（九）重视患者投诉

患者住院期间难免会遇上不满意的事情,护士要细心观察,及时发现问题,主动做出解释、说明,将矛盾消灭在萌芽阶段。发生矛盾时,护士应该沉着冷静,以倾听为主,无论受到患者怎样的误解,都不要急于辩解、争执,更不能发生冲突,待患者情绪稳定后再与其沟通;或及时与护士长联系,请管理者出面协调;必要时还可请医生协助,共同处理、化解矛盾,避免扩大事态。

## 综合检测

参考答案

**一、单项选择题**

1.人际冲突产生的原因不包括(　　　)。

A.沟通偏差　　　　　　　　B.形象差异

C. 文化差异　　　　　　　　D. 角色差异

E. 心理背景差异

2. 群体中个人之间的冲突不包括（　　　）。

A. 工作冲突　　　　　　　　B. 利益冲突

C. 暂时冲突　　　　　　　　D. 交往冲突

E. 思想、感情、性格等方面的冲突

3. 护患冲突的防范措施不包括（　　　）。

A. 消除角色不明确的影响

B. 消除护患责任冲突的影响

C. 自觉维护患者的合法权益

D. 维护护理人员的利益放在首位

E. 加强护患沟通及理解

4. 由于护士的失误，错将一名患者的"吸氧 2 小时"录入为"吸氧 20 小时"。患者因此投诉到护理部，表示对所有的收费都持怀疑态度，并声称要通过新闻媒体曝光医院的乱收费。这属于（　　　）。

A. 责任性冲突　　　　　　　B. 技术性冲突

C. 道德性冲突　　　　　　　D. 经济性冲突

E. 认知性冲突

5. 患者，女，58 岁，家住农村，不识字，因宫颈癌住院，拟明天行宫颈癌根治术，术前一天责任护士交代患者："明天手术，早上你要禁食。"次日早 7 时，下夜班护士来给患者测体温时，发现患者正要吃面包、喝牛奶，赶快制止，并给予解释"禁食"。发生这起事件的原因是什么？（　　　）

A. 因角色模糊或定位不当而引起

B. 因责任不明确而产生

C. 因权益差异而引起

D. 因理解分歧而导致

E. 因患者饥饿而导致

**二、思考与实践**

1. 作为一名护理人员，如何防范护患冲突？

2. 当你为一名患者静脉穿刺未能一针见血时，患者生气地说："你是新护士吧，叫个老护士来给我打针。"此时，你应该怎样处理？

3. 王某，男，66 岁，脑出血后遗症，右侧肢体瘫痪，正在接受针灸治疗及理疗，护士要求家属配合患者多做下肢活动锻炼，但患者说自己下肢无力无法活动，难以配合。请结合案例，思考如何向患者及其家属解释要多做下肢活动锻炼，如何避免护患冲突的发生？

（易冬娟）

# 第七章　护生临床实习中的人际沟通

## 能力目标

1. 掌握护生与医务人员的沟通技巧,护生与患者的沟通技巧。能知晓护生的工作内容及要求。

2. 能正确运用各种沟通技巧在护理工作中建立良好人际关系。

3. 培养护生良好的人文关怀素养,做一个现代化的合格护士。

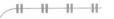

本章PPT

## 情境导入

　　护生小王,大学本科,22岁,在一家市级三甲医院实习。实习进入第五个月,先后轮转了普外科、儿科,现在心血管科室实习。上班也很忙,每天做得最多的就是基础护理、收集标本。偶尔工作失误时会受到老师批评,患者埋怨;跟着老师三班倒,生物钟打乱后休息质量差,吃饭也不准时,这样的工作让小王觉得没有一点成就感,心想难道自己读了大学就每天做这样的工作?对护士"白衣天使"形象的追求也感到了迷茫,终于在有一天,她不想上班了,不请假就走了……

　　思考:1.护生小王出现了什么问题?

　　2.如何预防和解决类似小王的问题呢?

## 第一节　实习护生临床实习概述

　　临床实习是将理论知识转化为实践工作能力的最好学习方式。护生临床实习是将在校所学到的基本理论、基本知识和基本技能用于临床护理实践的过程,是培养护生分析问题、解决问题、服务患者的综合能力,是护生从学校走向临床不可逾越的重要阶段。临床实习环节是护生从"学校人"变成"社会人"的过渡阶段,是护士职业生涯的

*Note*

起点。护生在进入临床实习后会遇到许多在学校学习期间所不曾遇到的问题,尤其是各种复杂的人际关系,往往会给护生带来较大的压力。因此,加强护生临床实习沟通技巧的学习和应对训练对护生尽快适应新的环境和工作具有十分重要的意义。

## 一、实习护生的工作内容

(1)进行病室常用物品的清洁、消毒和灭菌,以及正确保管方法和正规操作。

(2)正确收集粪、尿、痰、血等标本。

(3)患者入院、出院的护理工作,患者压疮的预防及护理,危重患者的口腔护理、晨晚间护理、帮助患者更换各种卧位、各种铺床法等基础护理,并做好患者饮食管理。

(4)在带习老师的指导下领取、保管、发放药品。

(5)医嘱的处理,体温、脉搏、呼吸、血压的观察、测量及体温、脉搏、呼吸三测单的绘测。书写护理病案、危重患者护理记录、病室报告等护理文件。在带习老师的指导下,应用护理程序的方法,结合患者病情,按整体护理的要求,完成一份高质量的护理病案。

(6)进行铺床法、无菌技术、穿脱隔离衣、口腔护理、卧床患者更换床单法、晨晚间护理、氧气吸入法、导尿术、膀胱冲洗、冷热疗法、鼻饲法、洗胃术、灌肠术、雾化吸入法、酒精擦浴等操作技术,各种抗生素运用及稀释、呼吸道吸痰、人工吸痰、尸体料理等。在带习老师的指导下独立进行各种注射、静脉输液、输血及配制各种过敏药物的皮试液,及时处理青霉素、链霉素、细胞色素 C、碘过敏反应等技术操作。

(7)对患者及其家属进行健康教育及心理指导,做好心理护理。

## 二、实习护生的职责

(1)实习护生一旦进入临床学习后,必须严格遵守实习医院的各项规章制度。严格遵守各实习科室常见规章制度,熟知科室基本设备组成、医护人员组织分工、各级护理人员职责等。

(2)护生应具有良好的护士素质和职业道德,仪表端正,精神饱满,关心患者,态度和蔼,能全心全意为患者服务,针对个别患者的无理要求要耐心解释,不得与患者直接发生冲突。

(3)尊重老师,服从老师的工作安排,学生不得擅自要求调班、调休或提出无理要求。

(4)严格执行各项操作规程和查对制度,杜绝或避免护理过失和事故发生。不准单独执行护理操作。一旦发生护理过失和事故,应立即向带习老师汇报,迅速采取应对措施。

(5)严格遵守劳动纪律,按时上下班,不迟到、不早退,不旷实习,上班时间不准会客,不得擅自离岗,不接打私人电话,不做与实习无关的私活。

(6)严格执行请销假制度。病假需有所在医院的诊断证明,并在原地休息。若病情必须离开实习医院进行诊治者,需经学校批准报实习医院同意后方可离开。原则上实习护生不准请事假(春节前不准以找工作为由请事假)。因特殊情况必须请假者,应逐级审批。

(7) 实习期间要自觉爱护医院公物,损坏者按价赔偿。注意节约,反对浪费。不准擅自拿办公室的一切物品,包括药品、注射器、输液器、敷料等。

(8) 值晚夜班期间,实习护生按规定在值班室住宿,不得留宿任何与值班无关的人员,不与实习无关人员进行不必要的交往。

(9) 在家住宿的实习生,须将一周的安排即上班情况如实告诉家长,以便家长检查督促,下班后必须首先回家。

(10) 按实习轮转表实习,未经批准,不准自行更改。按要求认真、如实填写实习笔记,出科前由带习老师审阅签字,科室实习结束时,书写出科小结,参加出科考试,由带习老师填写实习鉴定。

### 三、实习护生应具备的基本素质

实习护生的基本素质是指从事护理专业所需要的基本理论、基本技能和心理、身体的基本要求。

(1) 热爱护理事业,热爱本职工作,具有为人类健康服务的敬业精神。

(2) 关心患者疾苦,想患者所想,急患者所急。对患者有高度的责任心、同情心和爱心。

(3) 有良好的医德医风,廉洁奉公。不做违反道德良心、不合法的操作或不忠于职守的工作,以维护职业的声誉。

(4) 具有诚实的品格、较高的道德修养及高尚的思想情操。

(5) 具有一定的文化修养、护理理论及人文科学知识,以及参与护理教育与护理科研的基本知识。能胜任护理工作,并勇于钻研业务技术,保持高水平的护理。

(6) 具有较强的护理技能,能应用护理程序的工作方法解决患者存在或潜在的健康问题。

(7) 应与同行及其他人员保持良好的合作关系,相互尊重、友爱、团结、协作。

(8) 具有健康的心理,开朗、稳定的情绪,宽容豁达的胸怀,健壮的体格。工作作风严谨、主动、果断、敏捷、实事求是。

(9) 注意文明礼貌,用语规范,态度和蔼,稳重端庄,服装整洁,仪表大方。

## 第二节　实习前的准备

临床实习是护理专业学生从学校进入社会的学习阶段,也是学习经历中不可缺少的时期,但实习阶段生活方式、学习环境以及社会关系等方面发生较大变化时学生容易产生各种不适应的心理,加之近些年医患关系紧张,必然导致护理专业学生实习时易产生不同程度的心理压力。所以护生在进入临床实习前应根据自己的个性特征和学习情况,从思想认识、理论知识、护理基本技能以及身体、心理上做好全面准备,这是护生顺利完成实习任务的必备条件。

## 一、实习前心理、身体准备

护生进入临床实习就意味着真正的职业生涯的开始,由于生活环境、学习方式的改变,护生实习前的心理活动表现和以往会有较大的差异,主要特点:紧张与焦虑、渴望与兴奋、担忧与畏惧以及需求与支持。护生应正确认识和对待这些变化,学会履行护士的角色功能:照顾者、帮助者、教育者、咨询者、治疗者、管理者等。

### (一)接受现实落差的心理准备

护生在学校接受了专业思想教育,使其对护理专业充满了美好的憧憬。但进入医院实习后面对受病痛折磨的患者、焦虑不安的家属、紧张的护患关系,不但不能有效地帮助患者,甚至易与患者发生冲突,导致护患关系更加紧张。另外,护生要正确面对实习过程中做的"打杂"工作,要有充分的心理准备,要认识到这也是护理工作的一部分。如做卫生、送标本、拿药等,通过这些小事,带习老师可以观察护生的品质和能力,很多的能力正是通过这些看似"小事""杂事"的过程中锻炼出来的。所以护生在实习前参加实习前心理辅导,学会调整心态,辩证地看待问题,以"提灯女神"南丁格尔精神激励自己,了解护理专业需要,提高沟通能力,得到老师和患者的认可,克服落差感。

### (二)护理异性患者的心理准备

第一次因护理工作需要接触患者的隐私,尤其是异性患者时,免不了紧张甚至尴尬。为此,护生要摆正"护理职业"与"患者性别"的关系,护士是照顾者,护理异性患者尤其是同龄异性患者时,要把握好分寸,避免过度热情,做到不卑不亢、以礼相待;交流时语气平缓、不谈论个人隐私,特别是感情方面问题。涉及异性隐私部位的操作时,护生要主动请另一位医护人员在场,避免造成误解,也是自我保护的准备。

### (三)接受心理挫折的心理准备

**1. 工作的挫折感** 护理工作面对的不单纯是技术的熟练问题,更重要的是与患者、家属、老师的相处是否融洽。技术失败的挫折感可以通过加强技术训练和专业知识的学习和运用,提高理论和操作技能水平,满足患者的需求,获得患者的认可。良好的护患关系、护护关系等人际关系需要培养护生"爱与奉献"的服务意识,"全心全意为患者服务"的思想观念,同时要具备同理心,具有换位思考的思维方式和执行能力。尊重老师和同事,不耻下问,努力提升自己综合岗位能力,获取老师和同事的认可,可以实现个人的价值感从而减轻工作的挫折感。

**2. 请假被拒绝的挫折感** 很多护生有请假的经历,尤其是实习接近尾声时,找工作、毕业考试、护士资格考试等多种原因造成护生的思想不稳定,多次请假被护士长拒绝,使护生心理和情绪上产生不满。其实,不批准请假也属正常现象,护生随意请假会扰乱正常的护理管理工作,同时个别护生还有可能出现置患者安危于不顾的脱岗行为。

（四）实习前的身体准备

护生在学校的主要任务是学习，体力上相对轻松；到医院实习，护士的工作基本上是"三班制"，既是技术工作又是体力工作，每天在病房里穿梭，需要有健壮的身体和精力，才能完成繁杂的护理工作。初入临床时，为了适应这种工作需要，护生原有的作息习惯被打乱。有的护生下夜班后，因其他干扰不能保证充足的睡眠，致使体力、精力恢复较慢，感到疲劳。而睡眠不佳又影响食欲，如此恶性循环，导致出现精神不振、不思饮食。有的护生出现头痛、习惯性便秘、月经不调或经前紧张综合征等自主神经功能紊乱的现象，长此以往导致身体健康受到影响。所以岗前教育要做好护生的生活指导，引导护生及时调整生活节奏，合理安排学习、活动和休息时间，要保证合理的营养、充足的睡眠、良好的生活方式、加强身体锻炼，以充沛的精力和健康的体魄迎接实习。

## 二、实习前专业知识和专业技能的准备

护生实习就是将在校学习的理论和技术用于实践的过程，但学校的学习与临床实际的需求是存在一定的差异的，技能操作练习都是在模型上进行的，当面对真正的患者时，护生往往会感到所学的知识和技能不能灵活地运用。患者的咨询和反问，病情的观察和判断、护理设备的不断更新、人际沟通能力的欠缺等，更是让护生感到无所适从。

所以在校期间及早组织护生进行早临床、多临床、反复临床是解决理论学习与临床知识和技能差距的最有效的途径。由学校联合医院共同组织护生不断地进行相关知识和技能的训练，使护生在校期间已经比较熟悉临床的工作流程、工作环境及相关护理技术，可大大缩短护生临床适应时间，提高实习质量。实习前训练内容包括以下几点。

**1.基础护理技能操作训练**　基础护理技能操作是满足患者生理、心理和治疗需求所必备的基本技能，护生应达到熟练操作的水平，才有可能从容面对护理对象。一般情况下，练习1～3遍会操作；4～6遍能顺利操作；7～10遍能熟练操作；10遍以上，熟能生巧后才可能达到应用自如。

**2.强化复习常见的疾病知识**　强化复习实习计划中常见疾病的临床表现、常用药物及不良反应、常见护理问题、常用护理措施等。通过案例分析、小组讨论、情境模拟等方法，提高护士分析问题和解决问题的能力。

**3.医德与沟通案例讨论**　教学中授课老师提供案例，小组讨论，模拟情境表演，让护生了解实习中的沟通方法、应对措施等。

## 三、实习中基本礼仪的准备

（1）遵守实习单位的规章制度、尊重带习老师的安排，请假需办理好相关手续。

（2）重视"第一印象"，在实习场所随时保持适宜的微笑。

（3）请教他人问题时，应先了解此人是否有时间，把握好时机。

（4）上下班时，主动与单位内的工作人员打招呼。

（5）在医院内外勿大声交谈、边走边吃东西。

（6）借用实习单位的物品，应保证完整无损地及时归还。

知识链接

**人际交往的白金法则**

在人际交往中想要取得成功，就一定要做到交往对象需要什么，我们就要在合法的条件下满足对方什么。其要点：第一，行为要合法。不能对方要什么你就给什么，我们做人做事都要有底线，这非常重要。第二，交往应该以对方为中心，对方需要什么我们就尽量满足什么。第三，对方的需要是基本的标准，而不是说对方想干什么就干什么。

# 第三节　护生与医务人员之间的人际沟通

## 一、护生与医务人员沟通的影响因素

（一）护生与护士长

（1）所承担的责任及所处的角度不同，易造成信息不对等及对信息的理解偏差。

（2）思维方式不同，不能做到换位思考。

（3）护士长忽视与护生的有效沟通，护生又缺乏主动沟通的意识，导致信息沟通不及时。

（二）护生与带习老师

（1）护生操作不严谨，带习老师遇到护生"只知其然"的问题时急于动手操作或解释。

（2）带习老师要求过高，只喜欢眼里有活的学生。

（3）护生对患者的生活护理工作或其他打杂小事，表现得不够主动。

（4）带习老师责任心不强，表现出较强的单纯使用心理。

（5）带习老师由于自己工作任务太重忽视了对实习护生的指导。

（三）护生与护理人员

（1）高学历护理人员所表现的优越感，使护生产生羡慕、嫉妒或不屑一顾心理。

（2）资深护理人员没有做好"榜样"，失去护生的信任与认同。

（四）护生与医生

（1）自卑心理，护生认为医生比自己社会地位高。

（2）怯懦心理，护生和医生交往时总是唯唯诺诺，不能自然交往。

（3）角色差异，双方在沟通中有时会出现"冷场"现象，不能换位思考。

（五）护生与护理员

（1）随着实习时间的延长，有的护生出现指使或指责护理员工作的现象。

（2）护理员的自卑、自负或嫉妒心理影响了其与护生的合作。

（六）护生与其他医务人员

（1）缺乏合作热情，护生对不是自己的带习老师表现得不够主动热情，医务人员则可能对护生的配合不屑一顾。

（2）学习愿望不强，护生认为医疗工作不是自己工作范畴、不是自己的专业，导致学习愿望低。

（3）配合能力不足，业务或环境的生疏也可以影响护生对工作的配合。

（七）护生与护生

**1. 认同**　同为护生，彼此对问题、角色的认同，处理问题的方式接近，工作能很好地配合。

**2. 攀比**　学习中所接触工作的性质、带习老师态度、出科考试成绩等都可能成为护生相互攀比的内容。

**3. 嫉妒**　带习老师对护生不能一视同仁，可能成为护生之间互相嫉妒的因素。

## 二、护生与医务人员的沟通技巧

（1）了解各种影响护生人际关系、人际交往的因素，调整自己的心态，端正学习态度，排除干扰，力争处理好与医务人员的各种关系。

（2）反宾为主，实习护生一到实习单位就应该在带习老师的带领下以"主人翁"的心态投入学习环境，把病区的日常工作列为自己分内之事，严于律己，真诚待人。

（3）恰当运用人际沟通中"语言和非语言"的技巧。

# 第四节　护生与患者的人际沟通

护生的临床实习虽然是在护理人员的指导下进行的，但对患者来说，护生同样是直接服务于患者的，而且与患者接触的时间还相对更长。患者对护生的工作表现和护理服务是否满意，直接影响着临床护理质量、实习医院的形象。因此，护生沟通能力也是临床实习的重要任务之一。

## 一、护生与患者沟通的影响因素

（一）护生方面

**1. 基本语言沟通能力的欠缺**　语言是人类交流的重要工具，在护理工作中礼貌的用语、恰如其分的称呼、安慰性的话语,可表示对患者的尊重,较容易取得患者的信任与好感,使沟通有一个良好的开端。护生首次和患者的接触时,往往不做自我介绍,在询问病情时又欠缺条理,经常采用武断性语言增大了其与患者间的距离,患者不能将真实想法和心理反应说出来。称呼患者时忽略了名字,用床号取而代之,让患者有种不被尊重的感觉。

**2. 非语言沟通及沟通技巧上存在的问题**　这是护生在临床上和患者沟通时普遍存在的问题。护生缺少社会阅历、临床经验,因而表现出信心不足,与患者交流时面无表情,不敢和患者目光接触,不善于做到认真倾听,从而造成患者对医护人员的不信任感。

(二)患者方面

大多数患者能够以宽容之心接受护生,尊重护生的劳动,积极配合治疗和护理,但也有部分患者不信任护生,甚至出难题,故意刁难护生,以此来拒绝护生所提供的护理服务。遇到不配合的患者时,护生应该寻求带习老师的帮助,努力与其沟通,用自己的真诚和技术获取患者的理解、支持和信任。

(三)沟通中的影响因素

**1. 语言表达或理解的误差**　由于护生和患者双方文化教育水平、语言表述能力、人际沟通能力的差异等问题,双方交流中,一旦使用语言或表述语言的方式不当,就容易出现双方对交流内容理解的偏差。如护生忽略了患者的文化程度,过多地使用专业术语,使患者误解或不理解护生所表述的内容,影响沟通效果,甚至影响护患关系、护理质量。

**2. 护生忽略对患者的人文关怀**　患者住院时,特别在意护理人员的态度,渴望被尊重、受重视,如果护生眼中只有护理操作,没有患者,患者就会有不被尊重或被当做试验品的感觉,甚至产生被护理人员蔑视的心理。这些情况都容易引起患者的不满,从而发生护患冲突。

## 二、护生与患者的沟通技巧

(一)把握语言环境,注重人性化护理

护生与患者进行沟通的语言应做到以下几个方面:通过得体称呼,给患者良好的第一印象;用语文明,让患者感受到被尊重和被关爱;换位思考,主动关心和满足患者需求;护理操作时语言恰当,微笑和关怀时时体现,切忌做一个机械护生、哑巴护生,要做一个有温度的护士。

(二)了解沟通对象,沟通方式因人而异

(1)对于个性开朗、知识水平较高的患者,要耐心倾听他(她)们的诉说并适当反馈,给予适当的鼓励和委婉的解释。

(2)对于性格内向的患者,应以热情诚恳的态度主动与患者沟通,从他(她)们最关心的话题谈起,耐心开导、鼓励患者说出自己内心真实想法。

（3）与具有对抗行为的患者沟通，首先要忍让，理解患者的痛苦心情，谅解患者的行为，避免发生争执，然后耐心开导和真诚地安慰患者。

（三）善用肢体语言，提升沟通效果

护生在与患者沟通的过程中，要学会适当使用非语言沟通技巧，起到事半功倍的效果。如眼神的交流、微笑的表情、适当的接触等。

（四）增加法律意识，减少护患冲突

护生在熟悉患者权利和义务的同时，更要了解自己应享有的权利和义务，学会保护自己。如客观真实地记录患者的病情变化，遇到问题时及时向带习老师汇报，不要擅自做主处理或隐瞒事实真相。

**知识链接**

**小故事**

心悦刚进入临床实习，她的带习老师就告诉她，如果想要进行护理操作练习至少需要做到两点：第一，护理基础及技能水平过关；第二，操作前征得患者同意。听到老师的话，心悦陷入了沉思：我怎样才能获得患者的喜欢呢？如果我是患者，我想要得到怎样的护理呢？带着这样的疑问，心悦开始慢慢观察患者，渐渐地她发现对于一些年龄较大的患者，她们喜欢看起来衣着整洁干净，说话温柔有礼貌，操作时动作轻柔、准确，对患者的疑问耐心解答的护士。看到了这些，心悦开始慢慢地与患者接触，从病情聊到饮食、运动、喜好、生活习惯、家庭及烦恼，渐渐地心悦发现，患者会关心她的学习、她的烦恼，甚至有一次，一位患者在知道她还没有进行过静脉穿刺时，主动要求心悦为其穿刺。心悦开心极了。她想原来只要我用心做好自己该做的，患者也可以这样可爱！

**综合检测**

一、单项选择题

1.护生与患者交流沟通时，最清楚、最准确的信号是（　　）。

A.语言　　　　B.表情　　　　C.目光　　　　D.动作

2.门诊导医护生最基本的服务礼仪是（　　）。

A.得体的问候和灿烂的微笑

B.准确及时的护理操作

C.良好的外在形象

D.与人沟通的能力

3.护生参加交接班时，下列不妥当的是（　　）。

参考答案

123

A. 保持发型整洁和衣帽整齐

B. 保持良好的精神面貌

C. 在交接班时整理衣帽

D. 站在老师附近

4.80多岁女性就诊时,导医护生对其最恰当的问话是(　　　　)。

A. 女士,您好

B. 您好,女士

C. 您好,需要帮忙吗?

D. 您好,奶奶,您想看什么病呢?

5.护生准备一个静脉输液治疗盘,到病房为患者输液,下列行为中不妥的是(　　　　)。

A. 护生推着治疗车,进入病房前先敲门

B. 操作时,治疗盘不放在床旁桌上

C. 护生推着治疗车,用脚轻轻推开房门

D. 进病房后回身,用手轻轻关门

二、思考与实践

1.护生进入临床实习前需做好哪些准备工作?

2.护生与患者的沟通技巧有哪些?

(徐　玲)

# 参考文献
CANKAOWENXIAN

[1] 张书全.人际沟通[M].2 版.北京:人民卫生出版社,2008.

[2] 隋树杰.人际沟通及礼仪[M].北京:人民卫生出版社,2013.

[3] 惠亚爱,李小鹏.沟通及礼仪[M].北京:人民邮电出版社,2015.

[4] 彭顺生,彭博.人际沟通与商务谈判[M].北京:中国旅游出版社,2015.

[5] 冯开梅.护理礼仪与人际沟通[M].北京:中国医药科技出版社,2013.

[6] 高燕.护理礼仪与人际沟通[M].3 版.北京:高等教育出版社,2016.

[7] 秦东华.护理礼仪与人际沟通[M].北京:人民卫生出版社,2014.

[8] 王琳,朱红.护理人际沟通[M].西安:第四军医大学出版社,2010.

[9] 史瑞芬.护理人际学[M].4 版.北京:人民军医出版社,2013.

[10] 赵爱平,袁晓玲.护患沟通指导[M].北京:科学出版社,2011.

[11] 廖雪梅,徐桂莲.护理人际沟通(临床案例版)[M].武汉:华中科技大学出版社,2010.

[12] 钟海,莫丽萍.人际沟通[M].4 版.北京:科学出版社,2017.

[13] 吕桂月,李收,丁亚军.护理礼仪与人际沟通[M].武汉:华中科技大学出版社,2017.

[14] 谢虹,王向荣,余桂林.护理人际沟通与礼仪[M].武汉:华中科技大学出版社,2017.

[15] 余桂林,刘鸿慧,薛雅卓.人际沟通[M].北京:中国协和医科大学出版社,2013.

[16] 王亚宁,洪玉兰.护理礼仪与人际沟通[M].北京:中国医药科技出版社,2015.

[17] 郑弘,雍磊,唐志宏.人际沟通学[M].天津:天津教育出版社,2010.

[18] 陈碧环,李惠玲.医院护理人力资源配置现状调查分析[J].人力资源管理,2015(9):211-212.

[19] 徐奕旻,吴瑛,张艳,等.全国医院护士人力资源现状的调查[J].中华护理杂志,2016,51(7):819-822.